からだとこころが整う

まいにち臓活おかゆ

北京中医薬大学　医学博士
尹 生花

世界文化社

はじめに

―「臓活」を始めましょう―

「臓活」―もしかして初めて聞く方もいるかもしれません。

臓活の「臓」とは、肝《かん》・心《しん》・脾《ひ》・肺《はい》・腎《じん》の五臓を指します。西洋医学における「肝臓」「心臓」「脾臓」「肺」「腎臓」といった臓器とは異なります。沈黙している臓のため意識したことがない人もいるかもしれませんが、からだや精神に関わるすべてのことに作用しています。「臓活おかゆ」とは、私が考える臓活の一部です。

おかゆ本来の力と臓の活性化を促す具材を組み合わせ、日頃感じているからだのお悩み、季節特有の不調を整えるために、臓活おかゆを考案しました。臓活トレーニングや呼吸法をはじめ、臓活には様々な方法がありますが、毎日欠かすことのできない食事を通して、手軽に養生してほしいとの願いを込めています。

中国では昔から「おかゆとは本来、水が見えて米が見えないとおかゆではない。米が見えて水が見えなくともおかゆではない。水と米が調和して、ひとつのように柔

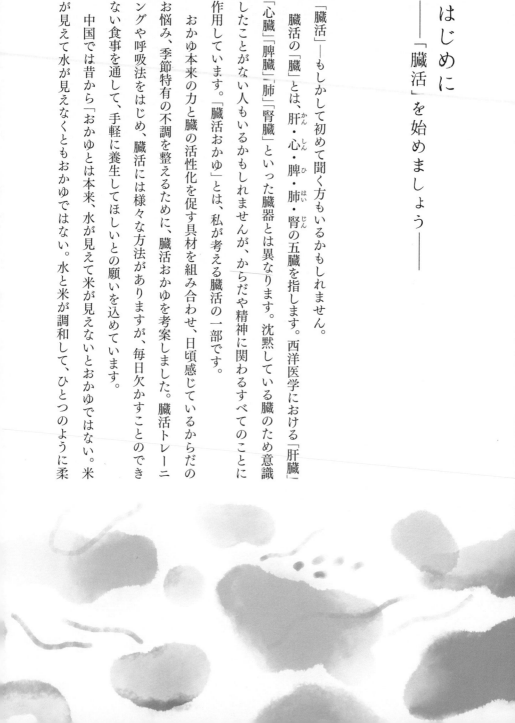

らかくなってからこそおかゆと言える」といわれています。

おかゆは食べやすい食事の代表格。疲れが多い現代人にこそおすすめしたい食事です。からだが疲れると、胃袋も疲れやすくなります。20年間のサロンワークから得た経験上、美しさ・健康・若さをつくる上でもっとも肝心なのは「胃の力」といっても過言ではありません。臓活おかゆの習慣化から新たな命を授かった例も多くあるぐらいです。

また、おかゆはじっくりと煮込んで作るため、一緒に入れる具材の栄養素を摂りやすくしてくれます。食品やハーブなど、具材ごとの特徴を五臓に合わせることができ、臓が本来持っている力をもっと活性化させます。

今回、中医学の理論に基づき、五臓を元気にして、体質や体調、季節などに合わせたおかゆを季節ごとに8つ考えてみました。もちろん、食材にも薬膳の意味がありますが、食材の〝組み合わせ〟にも意味があります。

少し続けてみて、「今までと何か違う!」と思っていただければ、本望です。

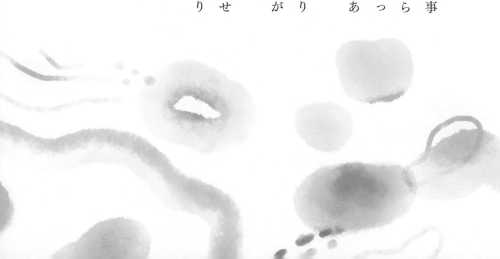

もくじ

冬の季節　102

※本書編集ページに記載されている商品は、原則として税込価格であり、２０２２年12月25日現在のものです。価格や店舗情報は諸事情により変更されることがあります。また、掲載した写真の色や素材感が、実際のものと若干異なる場合があります。あらかじめご了承ください。

五臓を知って、臓活の重要性を理解する4ステップ

自然界を5つに分類する考え方

中医学における「五臓六腑」とは五行説をひとつの基盤にしています。五行説とは、自然界に存在する物質を「木・火・土・金・水」の5つの性質に分けたものです。「五臓」は気や血の生成と貯蔵・運搬を行います。「六腑」は飲食物を受け入れたり、消化したりする働きを行います。口から入った飲食物を肛門や膀胱まで運ぶひとつの管として考えます。

そして、この五行が互いに関わりながらバランスを取っているように、五臓も互いに支え(=相生《そうじょう》)、抑制(=相克《そうこく》)しながらバランスを取り、からだが「中庸《ちゅうよう》」であるように働いてくれています。

五臓にはそれぞれ相性のいい食材があります。五臓につながる経絡に届きやすく、五臓の働きを促してくれる作用を持つ食材のことです。旬の食材や五味(酸味、苦味、甘味、辛味、鹹味／塩辛い)もありますが、青(緑)色は肝、赤色は心、黄色は脾、白色は肺、黒色は腎を活かします。

五行相関図

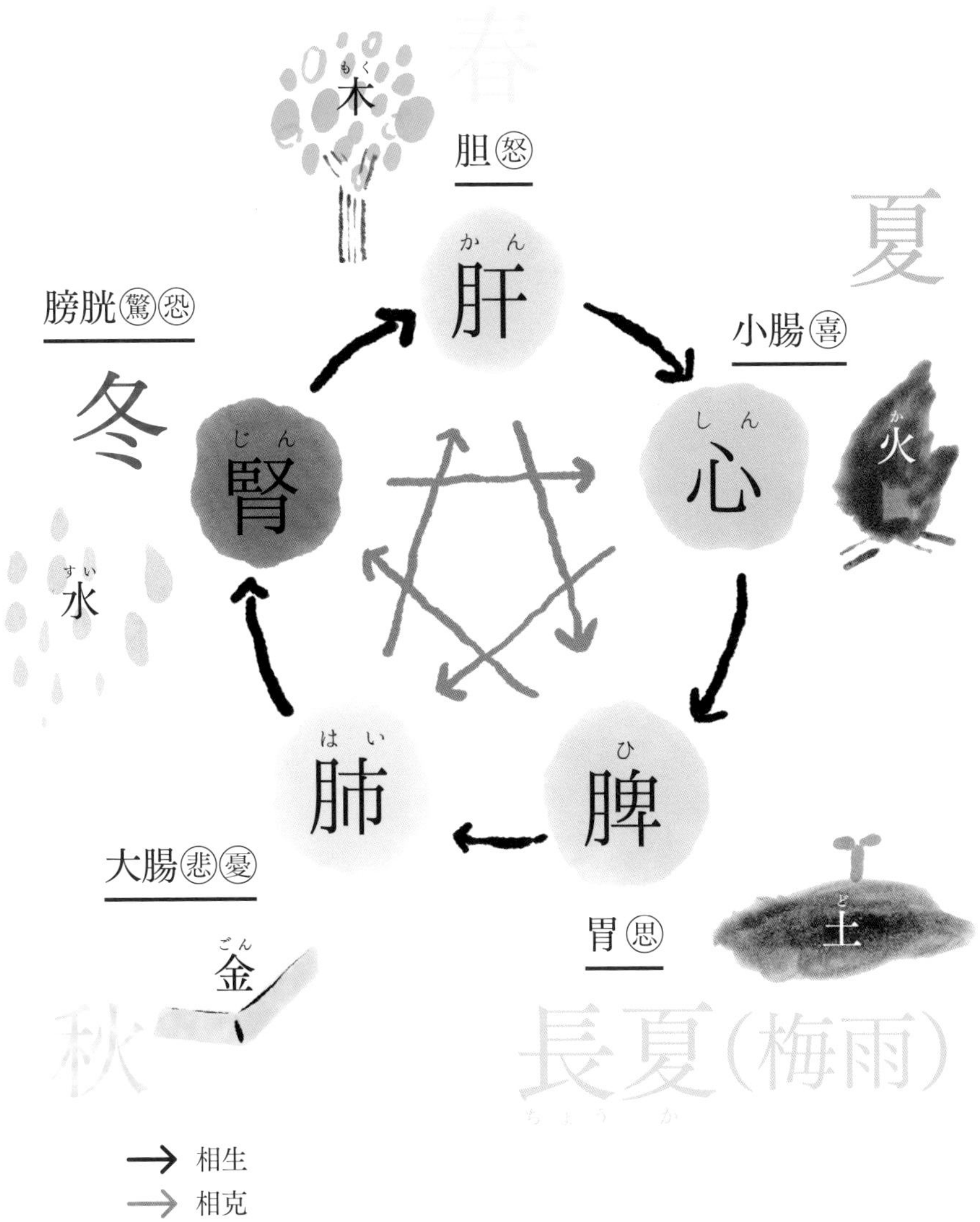
春
木《もく》
胆㊎怒
肝《かん》
夏
小腸㊎喜
心《しん》
火《か》
膀胱㊎驚㊎恐
冬
腎《じん》
水《すい》
肺《はい》
脾《ひ》
大腸㊎悲㊎憂
胃㊎思
土《ど》
金《ごん》
秋
長夏《ちょうか》(梅雨)
相生
相克

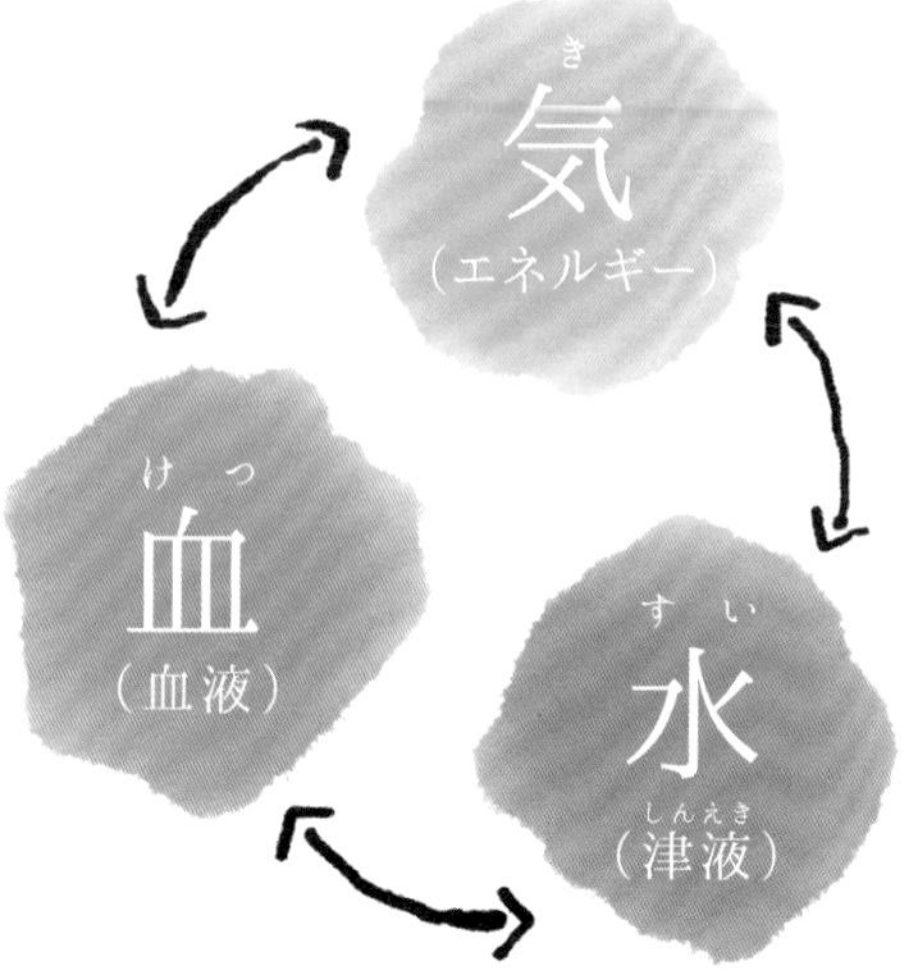

二

五臓で育み、全身に巡らせる、気・血・水とは？

五臓は、からだを構成する気《き》（休むことなく活動する精微な物資）、血《けつ》（脈中を流れる赤色の液）、水《すい》（血《けつ》以外の正常な体液の総称）がバランスよく循環することで健康が維持できます。

「気」とは実際には目に見えないものですが、生命活動を支えるエネルギーであり、精神的なものや内分泌系を司ります。

「血」とはただの血液というわけではなく、全身に酸素や栄養やホルモンを届ける働きがあり、髪や爪、筋肉などのうるおいにも関係しています。

「水（津液《しんえき》）」は血以外の体液（唾液や汗、リンパ液なども含む）のことを指し、臓腑や関節、骨髄など全身にうるおいを与えるほか、排せつ・体温調節にも深く関わります。

気・血・水（津液）はどれかが滞ったりすると、不調が起こります。

三

臓活とは季節や自分の体質に合わせて生活習慣を活性化していくこと

五臓は自然や季節とも連動していて、動物や植物も気の流れにより変化をくり返しています。その自然の気の流れに合わせて健康を手に入れるのが〝臓活〟です。季節や自分の体質における弱点（体質も五臓と連動しています）に合わせて、食べるなどの生活習慣を活性化していくことです。

春

からだの“肝《かん》気”と通じやすい季節

草木がのびやかに生い茂るように、人間のからだも活動的になる季節。肝は気や血の流れを円滑に、体中に巡らせる働きがあります。肝が弱ると、血が滞り、シミや目の下のくまができやすくなったり、気持ちが落ち込んでしまったり、怒りっぽくなることも。とにかく“のんびり”生活しましょう。

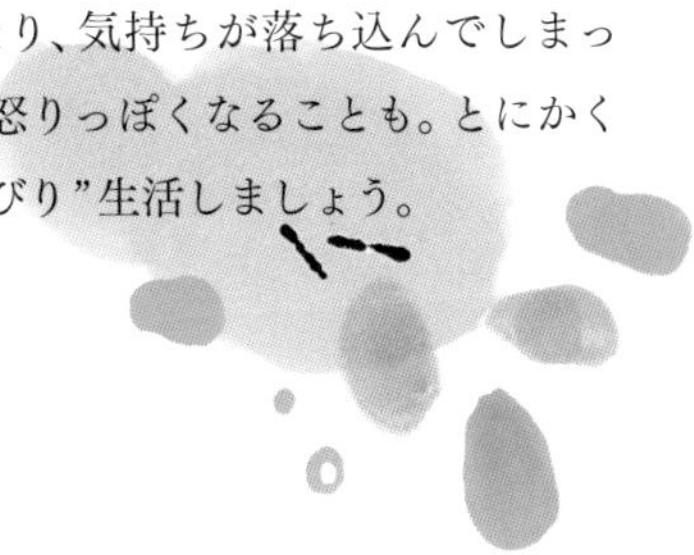

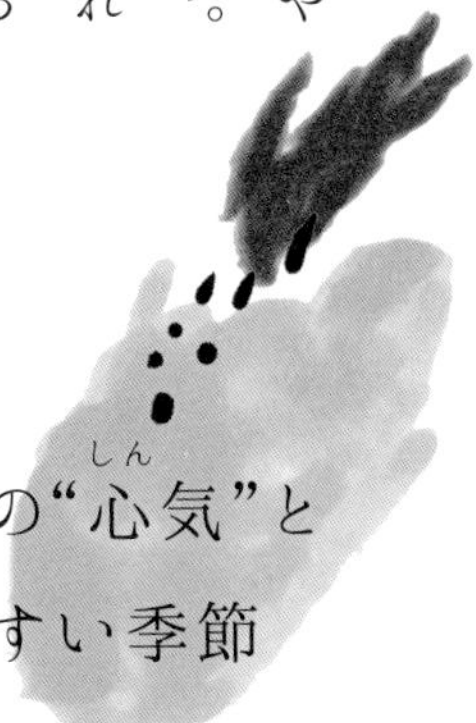

夏

からだの“心《しん》気”と通じやすい季節

夏は陽気で、エネルギーが巡りやすい反面、熱がこもって、負担がかかりやすい季節。心とは人の中枢のため、感情や思考、全身に血を巡らせる働きもあります。しかし、心が弱ると顔のツヤが失われたり、食欲低下・疲労感などが現れやすくなります。回復させるには程よく発汗することと睡眠が大事。

長《ちょう》夏《か》（梅雨）

からだの“脾《ひ》気”と通じやすい季節

中医学の考えでは夏と秋、ふたつの季節にまたがる時。日本では梅雨がそれに当たります。じめじめとして、季節の変わり目といえるでしょう。健やかに生きるための土台となるのが“脾”。飲食物の栄養を届け、気血水に変えて全身へと運びます。脾が弱ると消化器系のトラブルやだる重く感じたり、むくみの症状も。

秋

からだの“肺《はい》気”と通じやすい季節

気温が低下し、空気が乾燥する季節。呼吸を通じてからだの中の濁《だく》気《き》を吐き出し、新鮮な清気を取り入れるのが肺。からだ全体の気を司っています。肺が弱ると、呼吸器系（鼻・喉を含む）が弱まり、風邪も引きやすくなります。とにかく深呼吸をすることを習慣に。

冬

からだの“腎《じん》気”と通じやすい季節

寒さがからだにこたえる冬は、夏とは対照的にとにかく静かに過ごすことが重要。腎は生命力のもととなるので、成長発育や生殖、老化とも深く関係します。また、全身の水分代謝を行う機能も持ちます。腎を支えるにはからだを温め、プラス足腰を鍛えることが大事です。

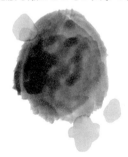

四

一日 24時間の中でも五臓のリズムに合わせる

五臓は季節だけでなく、一日の中でも活性化する時間があります。肝《かん》は夜中の1時〜3時。この時間は熟睡していることが肝の養生ではとても大切です。心《しん》は午前の11時〜午後1時。昼食を摂った後は軽く昼寝をすることをおすすめします。脾《ひ》は朝の9時〜11時。吸収力が高まっているこの時間ですが、ダイエットをする方はこの時間を有用に活用したほうがいいと思います。肺《はい》は朝の3時〜5時。朝方でも5時まではしっかりと睡眠をとることが望ましいです。腎《じん》は午後の5時〜7時。下半身の冷えを改善したい方はこのタイミングが一番大切です。中高齢の方は、夕食を済ませてからの軽い散歩も腎の養生に繋がります。そして、朝の7時〜9時は消化吸収が活発な時間。この時間に朝食を摂るとエネルギーがしっかり作られるため、心身ともに元気に過ごすことができます。逆にこの時間に朝食を抜くと、一日のエネルギーが作られず、心身ともに揺らぎやすくなります。

食欲がわかないという人は、前日の夜のごはんが遅いか、食べすぎている可能性があるので、夕飯の量を少なめにしましょう。

臓の活動を時間ごとに意識をされたことは、あまりないかと思います。五臓の特徴を知り、五臓の時間ごとの生理リズムに合わせて生活習慣を整えることも立派な臓活です。

臓活おかゆとは
五臓を活性化するものです

日本でおかゆといえば、1月7日の「七草がゆ」や小正月(1月15日)の「小豆がゆ」が一般的で、それ以外はどちらかというと具合が悪い人が食べるというイメージが強いのではないでしょうか。

中国では、ほとんどの人が毎朝、おかゆを食べる習慣があります。

中国におけるおかゆの歴史は古く、経典のひとつの『礼記《らいき》』に、周の時代(紀元前1046年〜紀元前256年)の干ばつの年には国が施粥《せがゆ》を行い、民の飢餓を救ったと記されています。また、後漢時代の医学家張仲景の著書『傷寒雑病論』には、おかゆの薬効がすでに収録されています。おかゆは栄養素が高く、長寿を養うための食でもあります。現代ではからだの養生として食され、中国ではおかゆと共に日常があったといっても過言ではありません。

「臓活おかゆ」とは、中国のおかゆに関する知見を基に、20年間のBHYサロンワークにより洗練された「五臓の機能を活性化する」おかゆです。
五臓の生理リズムと季節や日々の大自然との関わりを正しく把握して、病気ではないが弱っている五臓の機能から出てくる美容や健康、若さの悩みを改善してきました。おかゆに野菜やハーブ、お肉などの食材を入れて作った臓活おかゆは、からだに不要な老廃物はデトックスし、足りない栄養素を補い五臓のバランスを整えることに役立ちます。

臓活おかゆは、季節に合わせたものを摂ってもよいし、弱った五臓（P18〜19でチェック）に対応したものを食べてもよいでしょう。

季節や体調などに合わせて選んだ食材をおいしく摂取することは、太っている人は痩せて、痩せすぎの人は太ることもあるほどです。睡眠改善や不妊、むくみやくすみ、肌荒れ、乾燥など、様々なお悩み改善に繋がります。また、朝食を食べる習慣のない方は朝がゆを食べることで生活リズムも整うので、無駄な間食や深酒なども減ってきます。臓活おかゆを正しく取り入れることで、身も心も軽くなり、美容やダイエット効果を実感される方もいるでしょう。

〝臓活〟の第一歩として、誰でも簡単に始められる食べ物を作りたいという願いのもとに生まれたおかゆです。

朝7時に「いただきます」のすすめ

五臓六腑にはそれぞれエネルギーが集中する時間があり、その時間帯は臓腑が活発に働くタイミングでもあります。また、疲れて沈黙している五臓を養生させる時間でもあります。

朝5時〜7時は「大腸」の時間、排泄の時間です。夜のうちに回収した老廃物を出す時間ともいえます。大腸の働きが正常であれば、この時間帯に便意をもよおします。少なくとも午前中に便意をもよおさない場合は、「大腸」の機能低下の可能性がありますから、便意をもよおさなくてもトイレに行く習慣をつけましょう。この時間帯は、なるべく白湯で水分を補給したり散歩に行くことが大事です。

朝7時〜9時は「胃」がもっとも活発になり、消化を促す時間になります。

すなわち、朝食を摂る時間ということに。朝5時〜7時の時間帯で老廃物の排泄が済んだからだに、「新しい食べ物」を摂り入れることが大切です。この時間に朝食を食べないと一日のエネルギーが不足して、五臓の働きも低下してしまい、体力や精神にも大きく関わってきます。

7時から次第に胃酸が分泌され、消化しやすい環境になってくるので、このタイミングで朝食を摂ることが重要です。そして、胃に負担をかけないようによく噛みましょう。

朝に水を1杯飲まれる方も多いと思いますが、冷たいものは厳禁です。冷たいスムージーよりは、温かいおかゆや味噌汁、スープを飲みましょう。

朝食を抜いたり、飲み物だけで済ますことが続くと、「胃」の機能が低下してしまうこともあるので、この時間帯に必ず朝食を摂りましょう。

そして、消化した飲食物を精(生命の素)に変えてくれるのは「脾《ひ》」。脾の動きが活発になるのは朝9時～11時です。

脾が活発になる朝9時の時点で、朝食を食べないことで消化ができていないと、脾は取り出す栄養や水分もなく、全身に運んでいくものもない状態になります。脾が弱ると気《き》、血《けつ》、水《すい》が作り出せず、からだが虚弱になる可能性があります。また、睡眠の質が落ちて、深く眠れず、翌朝起きられなくなる原因にも……。

まずは、早寝早起きと、朝食を正しく摂ることを、1か月チャレンジしてみてください。

中医学では、人体の働きを5つに分類し、それぞれを肝《かん》・心《しん》・脾《ひ》・肺《はい》・腎《じん》と呼びます。これは西洋医学の臓器の概念とは大きく異なります。

例えば、中医学の〝肝〟は、西洋でいう肝臓の意味ではなく、血液の貯蔵・解毒などのほかに、日や筋肉から情緒のコントロールまで広範囲にわたります。

また、肝の働きが低下すると、イライラや情緒不安定などを起こしたり、目の充血の症状が出てきたりします。

このように五臓のどこかが弱るとからだや肌、心の不調となって表れます。若々しく健やかに生きるためには五臓の力が不可欠です。そこで、自分は五臓のどこが弱っているかを今すぐチェックしてみましょう。チェックマークが多かったところがあなたの弱点(複数ある場合もあり)です。

あなたの五臓の気になる部分はどこ?

あなたの弱った五臓をチェックしましょう

A

該当数は　　個

- □ 夜更かししがち
- □ パソコンなどで目を酷使しがち
- □ シミが出やすくなった
- □ 寝るときに足がつる
- □ 髪・肌がパサパサする
- □ 寝つきが悪い
- □ 怒りっぽくなっている

Aがいちばん多い方は

↓

「肝」のケアを!

D

該当数は　　個

□ 声が小さい／小さいと言われる
□ 肌が乾燥しがち
□ 咳がよく出る
□ 気分が落ち込みやすい
□ 痰が絡みがち
□ のどがよく乾く
□ 鼻づまりになりやすい

Dがいちばん多い方は
↓
「肺」のケアを！

B

該当数は　　個

□ テレビ、パソコン画面を見すぎ
□ 年齢にかかわらず、もの忘れが多い
□ 汗をかきすぎる／汗をほとんどかかない
□ のぼせやすい
□ 不眠気味だ
□ 口内炎ができやすい
□ 顔色が悪く、ツヤがない

Bがいちばん多い方は
↓
「心」のケアを！

E

該当数は　　個

□ 冬でも冷たい飲み物をよく飲む
□ つまずきやすく、転びやすい
□ やる気が出ず、無気力
□ 腰がだるく、腰痛になることも
□ 耳鳴り、めまいを感じることも
□ 顔色が暗く、くすみがち
□ 下半身がよく冷える

Eがいちばん多い方は
↓
「腎」のケアを！

C

該当数は　　個

□ 朝食は食べない／食べないときが多い
□ 季節の変わり目に体調を崩しやすい
□ おなか回りに脂肪がつきやすい
□ たるみやほうれい線が目立つ
□ むくみやすい
□ 下痢や軟便になりやすい
□ 鼻血または痔になりやすい

Cがいちばん多い方は
↓
「脾」のケアを！

おかゆだけでは足りない！

朝食にたんぱく質を摂ろう

体内に吸収できるたんぱく質の量には限りがあり、〝貯める〟ことができません。そのため、朝・昼・晩と3食でバランスよく摂取する必要がありますが、特に朝のたんぱく質の摂取は何よりも重要といわれます。なぜなら睡眠時には長時間たんぱく質の供給が絶たれるため、朝にしっかり摂取することが重要なのです。

たんぱく質を摂ることで、筋肉や臓器のもとを作ったり、体温を上げて代謝量を増やしてたりして、

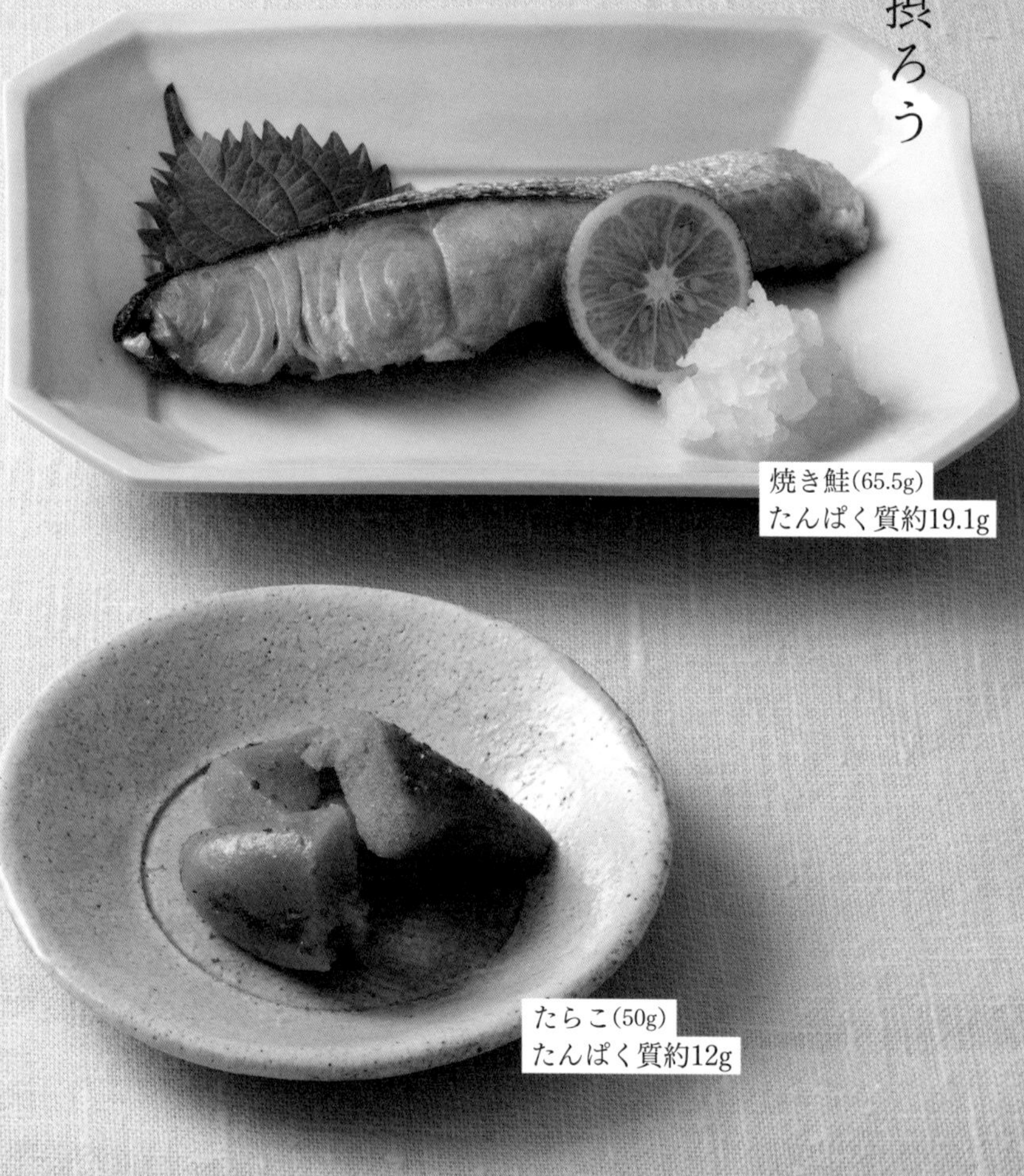

焼き鮭(65.5g)
たんぱく質約19.1g

たらこ(50g)
たんぱく質約12g

生活のリズムを整え、一日を健やかに過ごすことができます。また、肌や骨を構成するコラーゲンを生成するほか、ダイエット効果もあるため美容面にも差が出てきます。さらには睡眠の質が向上したり、集中力がアップするといううれしい効果も！

しかし、残念ながら、おかゆだけで〝たんぱく質〟は摂れませんので是非、主菜などでたんぱく質を摂取してください。朝にお肉を食べてもいいです。たんぱく質は標準体重1kgあたり、1～1・2g／日、できれば3食均等に摂ることを目指しましょう。

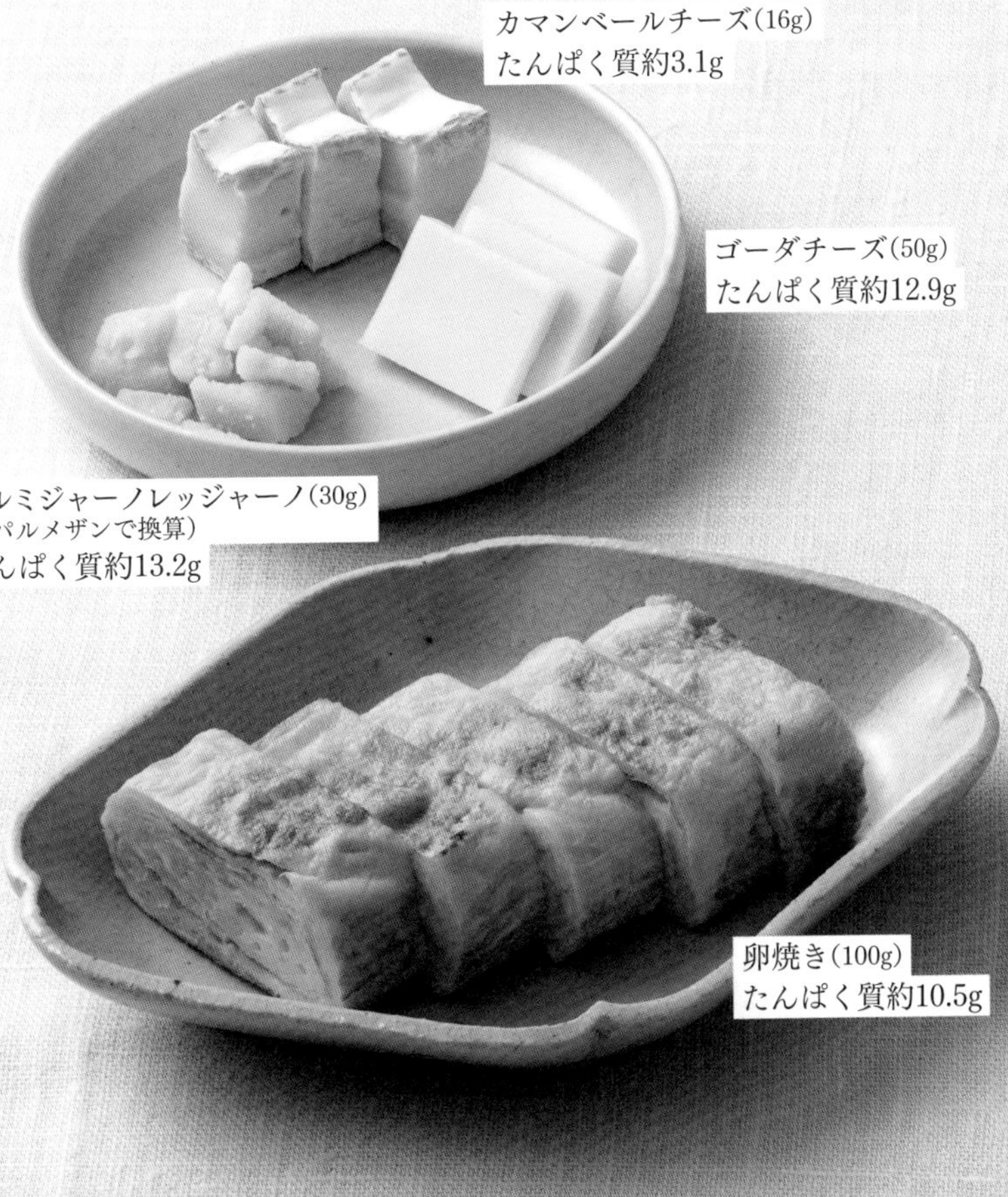
カマンベールチーズ(16g)
たんぱく質約3.1g
ゴーダチーズ(50g)
たんぱく質約12.9g
パルミジャーノレッジャーノ(30g)
(※パルメザンで換算)
たんぱく質約13.2g
卵焼き(100g)
たんぱく質約10.5g

基本のおかゆの作り方

一見、「面倒！」だと思われがちなおかゆづくりですが、コツを覚えてしまえばとても簡単です。臓活おかゆは前日から米を水につけておくことがポイント。米がつぶれ、飲めるほどのトロトロのおかゆに！

① ［前日の夜］米はよく洗い、たっぷりの水を入れて一晩（6〜8時間）浸水させる。当日の朝にざるに上げる。

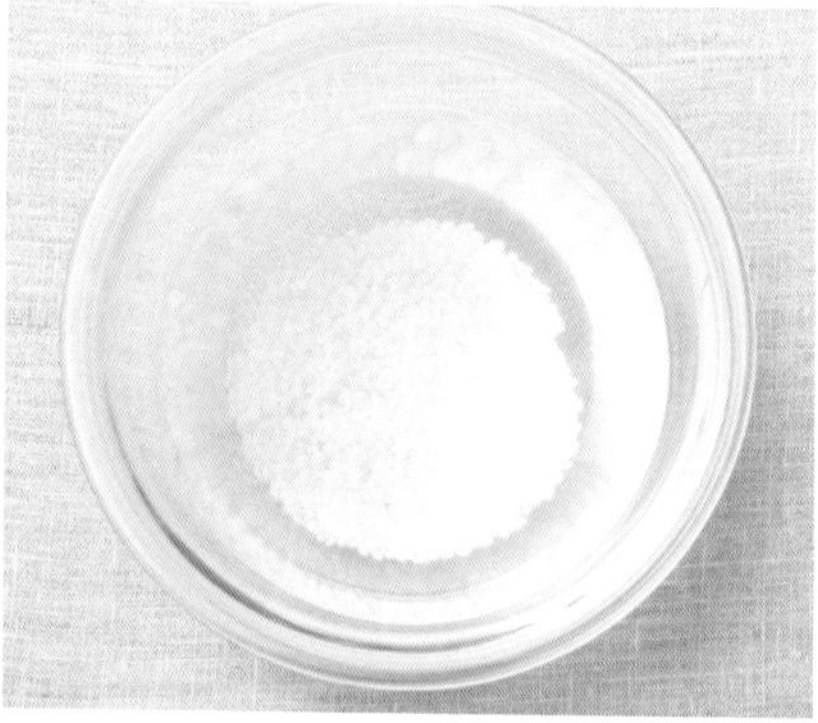

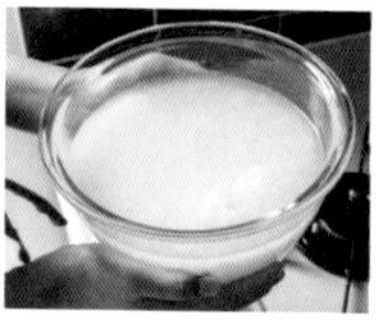

8時間つけるとこんな感じに。

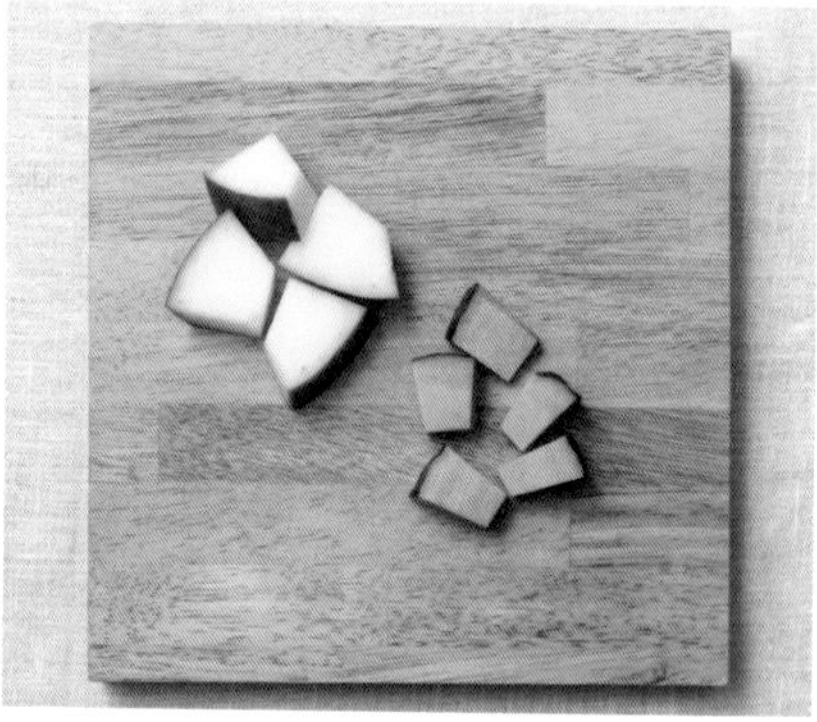

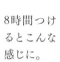

② 具材を一口大にカットする。基本、無農薬の皮には栄養があるのでむかない。なつめ、くこの実、豆類はさらっと洗っておく。

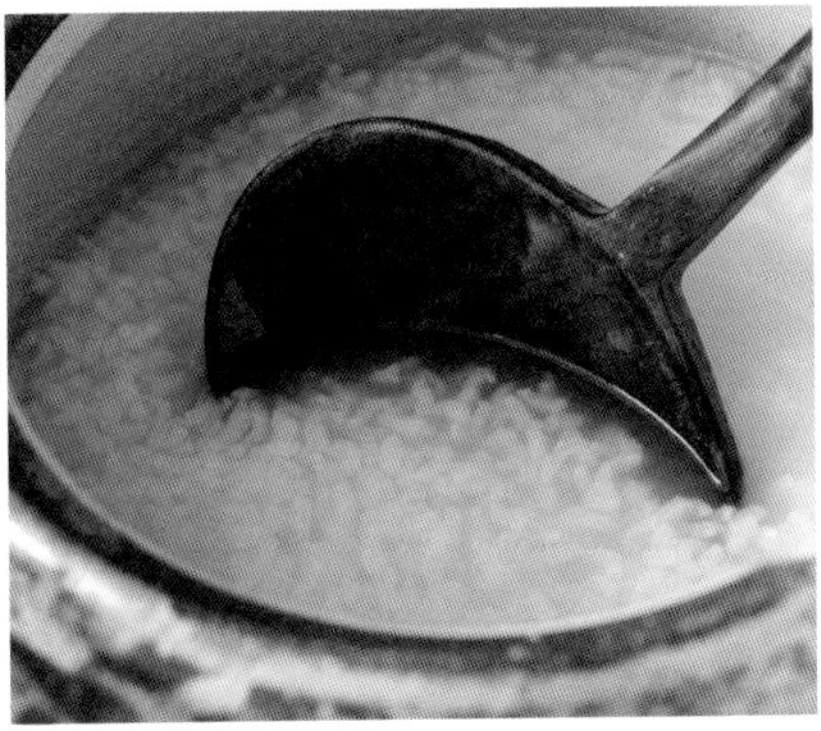

③ 鍋に米、分量の水を入れて、中火にかける。沸騰したら、へらで鍋底をこそげるように混ぜ、蓋をずらして、時々かき混ぜながら、弱火で約20〜30分煮る。

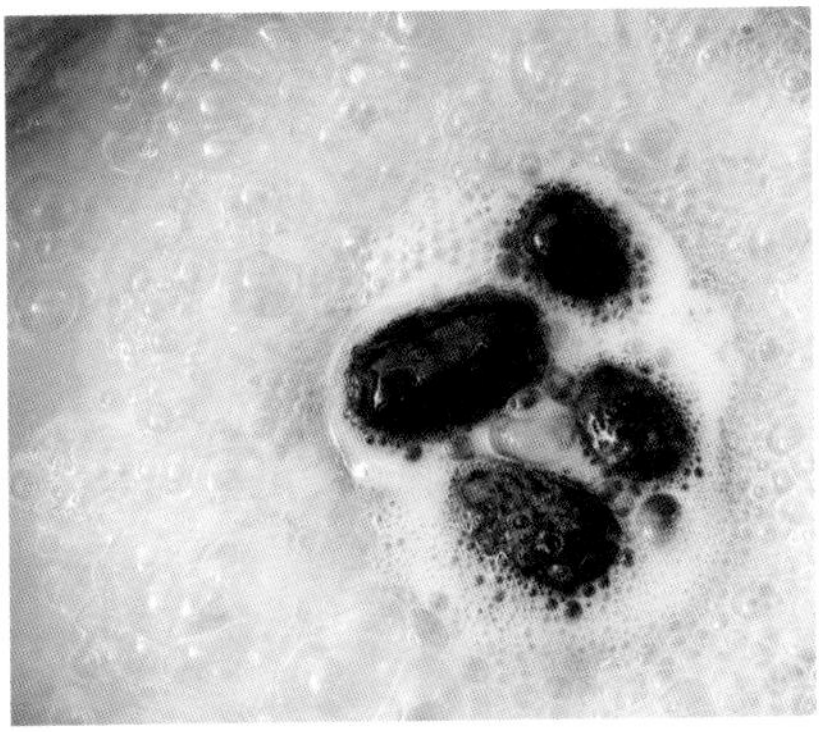

④ 具材を加えて10〜20分ほど煮る（なつめなどの堅いもの、乾燥したものなど、消化の悪い具材は③で米と同時に入れておく場合もあり）。

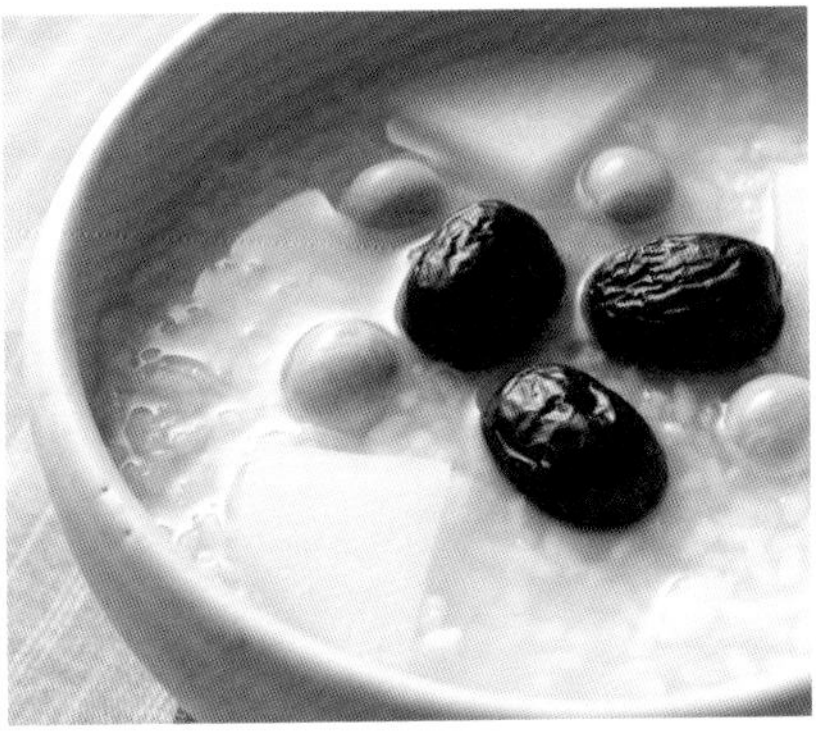

⑤ 火を止め、最後に塩や砂糖などを加えて、味をととのえたら、でき上がり。

臓活おかゆは胃の養生と心得ましょう

「胃」は消化器官の一部というだけではなく、あらゆる病の根源ともなり得る重要な器官だと、古くから中国では認識されています。

胃腸がもともと強い人でも暴飲暴食の食事が続けば、必ず胃腸は疲れます。疲れない胃腸など、ありえません。この臓活おかゆはそんな乱れた胃を養生してくれる食事法です。

ただし、臓活おかゆだけでは栄養が不足します。少量の米を水で炊き上げるので、カロリーも少なすぎます。例えば、ご飯１００ｇが１５６㎉なのに対し、全粥１００ｇは65㎉（具によって異なる）ほど。特に冬は臓活おかゆだけではカロリーも足りません。

臓活おかゆは、ご飯やパンの代わりと捉えましょう。異なるのは、ご飯やパンは副菜と一緒に食べることなどが多いと思いますが、臓活おかゆは初めに食べることが望ましいです。消化がよく胃腸に負担をかけないこと、さらに温かいので免疫力も上がり、水分を含んだ米が、ゆっくりからだにしみ込んでいくので、水分補給にも効果があります。

臓活おかゆを食べるときに気をつけてもらいたいのは、以下の2つです。

【ゆっくりと、よく噛むこと】

のど越しのいいおかゆでも、よく噛むが基本です。慣れていない方は、おかゆを口に含んだら、一度箸を置き、よく噛みましょう。

【油もの、冷たいもの、お菓子を控え、お酒もほどほどに】

生活が整ってくると次第に間食が減り、お酒の量も少なくなります。また、油ものは消化するのに時間がかかるため、食べるならば昼間のうちにがベターです。就寝時までに消化しきれないと、寝ている間に肝臓に負担がかかってしまい翌朝、からだに疲れが残ってしまいます。

尹先生の食べ方提案

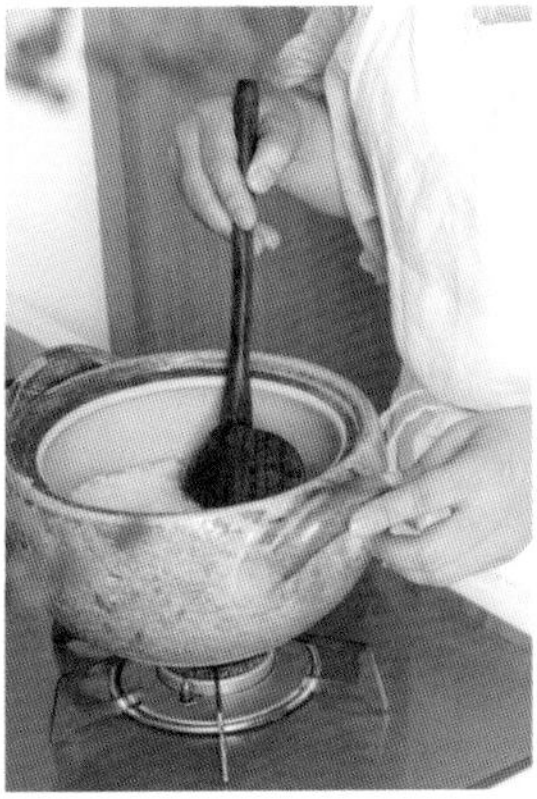

季節ごとに各8食のレシピを載せていますが、食べ方に“おかゆファースト”以外にルールはありません。具材を毎日替えるのが大変なので、私の提案としては1週間ごとにおかゆを替えていくことをおすすめします。また、朝以外でも、お昼や夜に食べたいということであればそれでも構いません。

【春の季節】

立春から5月

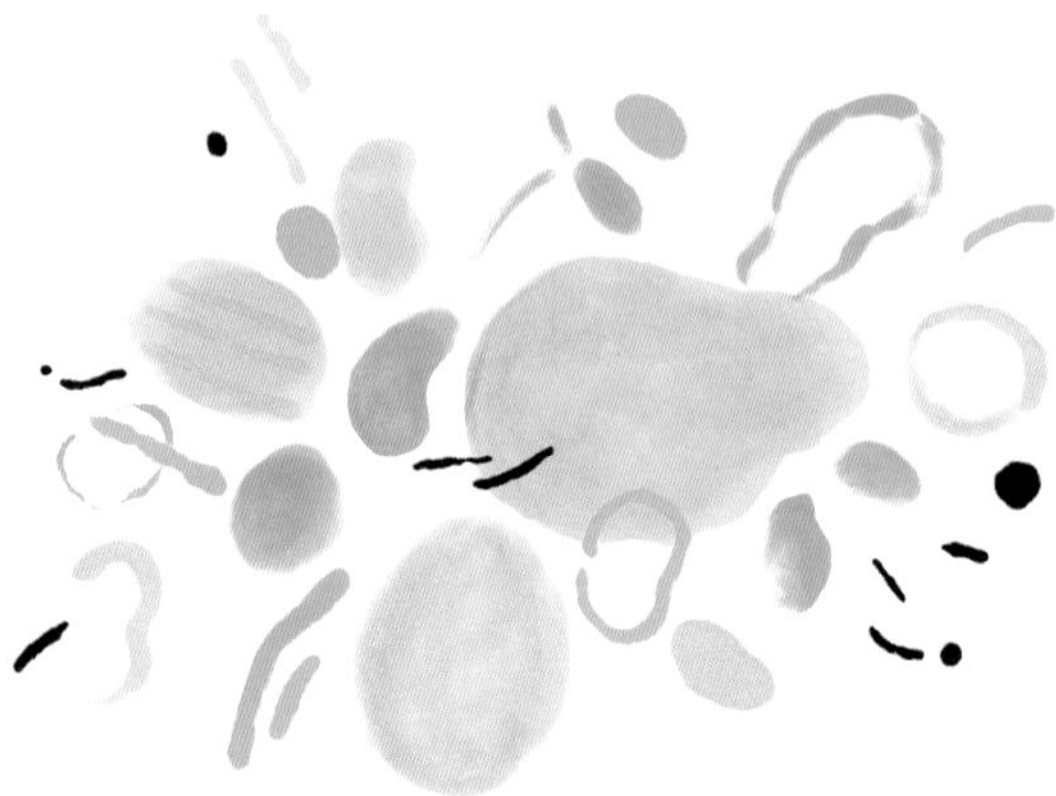

春は肝《かん》の養生を

春になると自然界のすべての生き物が、伸び伸びと活動を始めます。中医学では、春は肝の気が高ぶりやすいので、「肝を補養することが大切」といわれています。肝は血《けつ》の貯蔵庫であり、「気」を全身に巡らす働きを担っています。肝が亢進《こうしん》すると、のぼせやすくなり、目やそのまわりが充血したりします。また、涙目やドライアイになりやすくなります。加えてスギ花粉などが飛んでいると花粉症になりやすくなり、目の周囲で炎症が起きてしまうことも。

□「肝」が弱ると

気《き》や血《けつ》の流れが滞るのでシミ、くま、生理痛などの不調が起こりやすくなります。肝が衰えることで、イライラして怒りっぽくなることや落ち込むことも。肝は、夜更かしや緊張感の多い生活、目の酷使などで弱りやすくなります。

「肝」をよりよく活かす三か条

一　夜11時には寝て、午前3時までは熟睡を！

二　朝早く起きて、散歩するなどして気を巡らせる

三　歩きすぎないようにする

肝を活かすために「気の滞りを改善して血流を促す」食材を！

気の滞りを解消し、行き渡らせる作用のある青(緑)色の食材。
春に旬を迎える緑色野菜は、肝を滋養します。
梅干し、レモンなど酸味のある食材も「肝」によく、
気のうっ滞を解消します。

〈おすすめ食材〉

- にら
- 春菊
- 菜の花
- 青梗菜
- ブロッコリー
- キャベツ
- 梅
- レモン
- くこの実

など

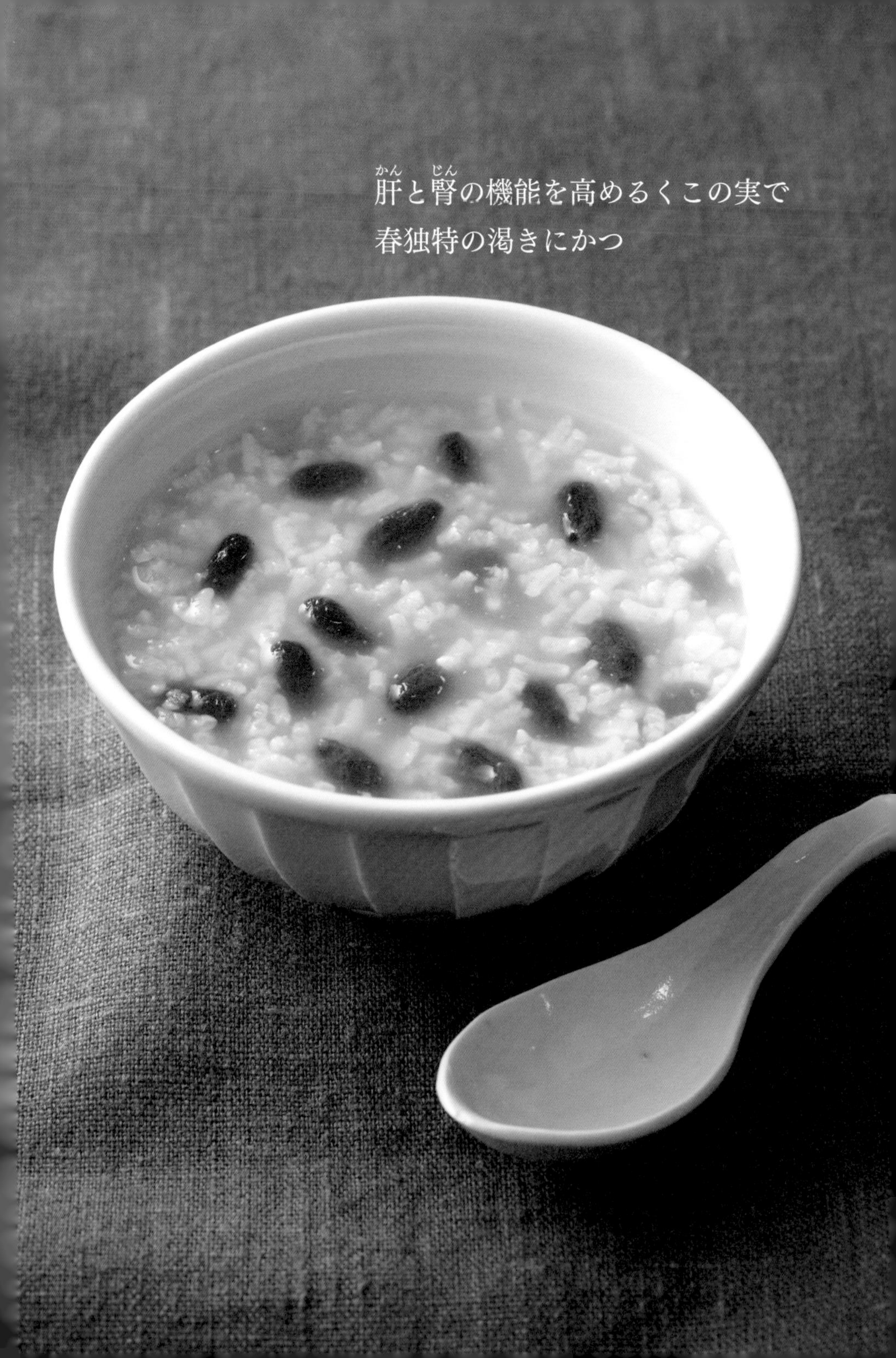
肝《かん》と腎《じん》の機能を高めるくこの実で
春独特の渇きにかつ

くこの実のおかゆ

材料［2人分］
もち米 ＝ 75g
くこの実 ＝ 30g
砂糖 ＝ 小さじ¼
水 ＝ 700mℓ

作り方
① もち米は洗い、たっぷりの水(分量外)を入れて一晩浸水させ、ざるに上げる。
② 鍋にもち米、水700mℓを入れて中火にかける。沸騰したらへらで鍋底をこそげるように混ぜ、吹きこぼれないように蓋をずらして、弱火で20分煮る。時々かき混ぜる。
③ くこの実を加えて10分煮て、砂糖を加えて味をととのえる。

□ この組み合わせのおかゆは…

「陰を養い、肝をうるおす」代表的なおかゆです。くこの実に含まれるベタインには、コレステロール・中性脂肪値、血糖値を正常に導き、抗酸化作用などの効果も期待されています。

※風邪で熱が出たり、からだに炎症のある人、おなかをくだしやすい人は控えましょう。

肌のうるおいを求める方や
春のデトックスに
チャレンジしたい方に！

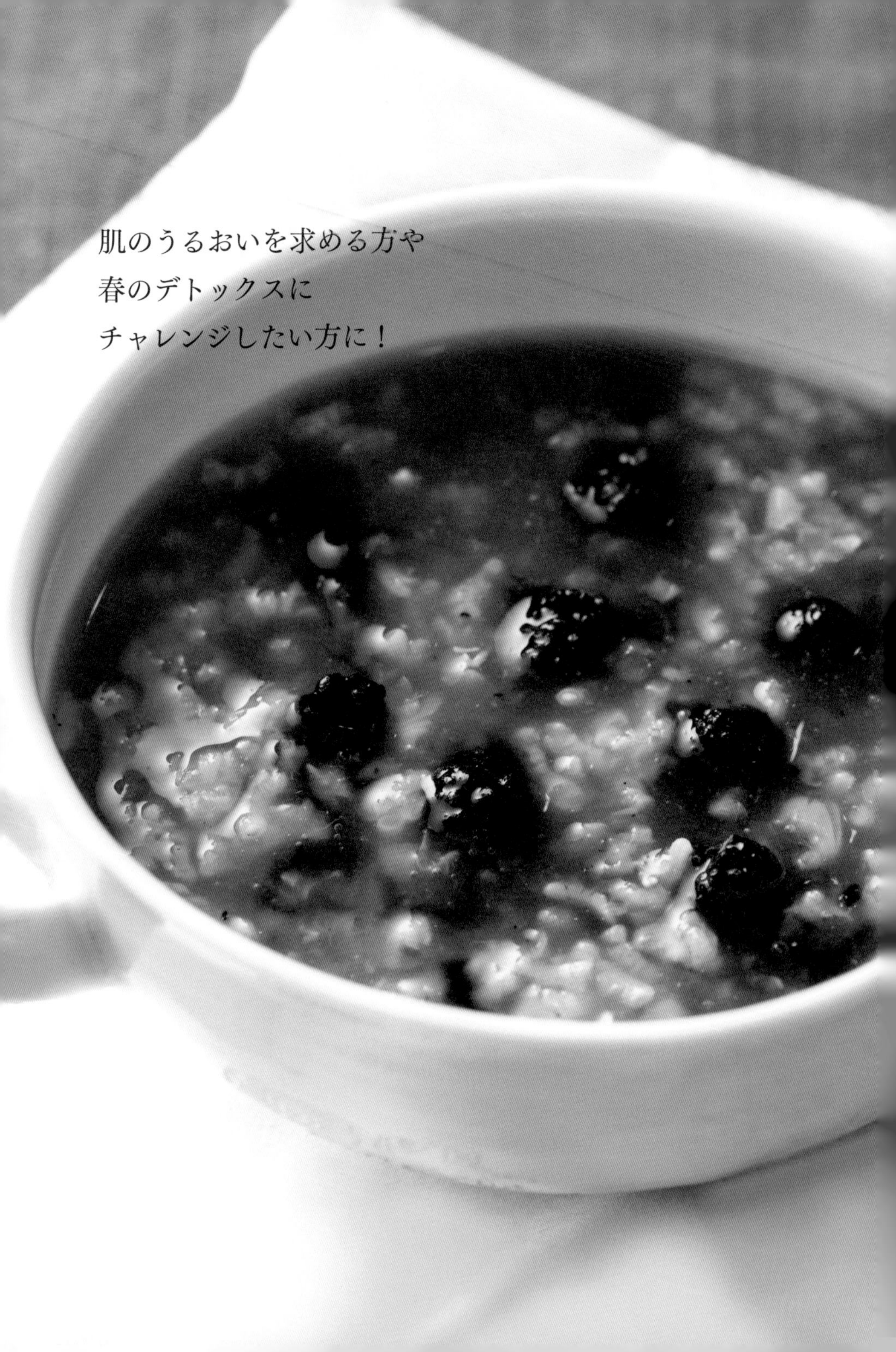

桑の実のおかゆ

材料［2人分］

もち米 ═ 50g
緑豆 ═ 30g
桑の実（ドライ） ═ 8g
黒糖 ═ 小さじ1/4
水 ═ 1000mℓ

作り方

① 緑豆ともち米は洗い、水1000mℓを入れて一晩浸水させる。
桑の実は刻んでおく。

② 鍋に①の緑豆ともち米と水を入れて中火にかける。沸騰したらへらで鍋底をこそげるように混ぜ、吹きこぼれないように蓋をずらして、弱火で50分煮る。時々かき混ぜる。

③ 桑の実を加えて10分煮て、黒糖を加えて味をととのえる。

□ この組み合わせのおかゆは…

胃腸の働きを整えて気を増やし、肝の解毒と養生に効果的といわれています。また、かすみ目や眼精疲労などの症状や、飲酒の多い人、顔に吹き出ものができやすい人にもおすすめです。

※月経中の人、冷えの強い人、虚弱体質の人は控えめに。

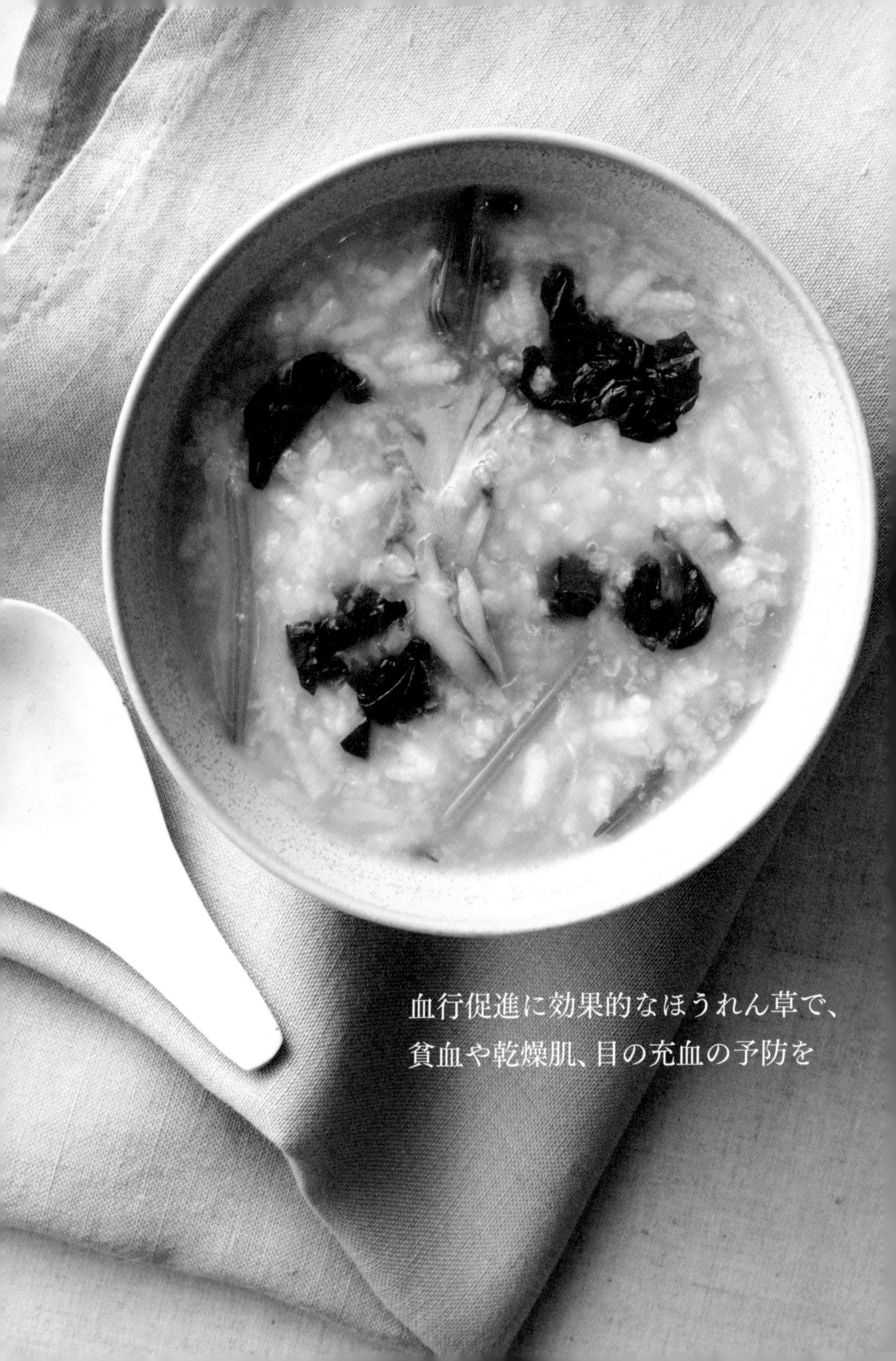

血行促進に効果的なほうれん草で、
貧血や乾燥肌、目の充血の予防を

ほうれん草とまいたけのおかゆ

材料［2人分］
米 ＝ 75g
ほうれん草 ＝ 75g
まいたけ ＝ 15g
塩 ＝ 小さじ¼
水 ＝ 600mℓ

作り方

① 米は洗い、たっぷりの水(分量外)を入れて一晩浸水させ、ざるに上げる。
ほうれん草は3㎝長さに切り、まいたけは小房に分ける。

② 鍋に米、水600mℓを入れて中火にかける。沸騰したらへらで鍋底をこそげるように混ぜ、吹きこぼれないように蓋をずらして、弱火で25分煮る。時々かき混ぜる。

③ ほうれん草とまいたけを加えて5分煮て、塩を加えて味をととのえる。

回 この組み合わせのおかゆは…

肝の疏泄《そせつ》(新陳代謝)を手伝い、血を補います。貧血はもちろん、唇・舌の炎症や腫れや、口内炎、便秘、皮膚と目の健康にもおすすめです。季節の変わり目のおかゆとしても最適です。

※食べて目や鼻にかゆみを感じる人は、即食べるのを控えましょう。

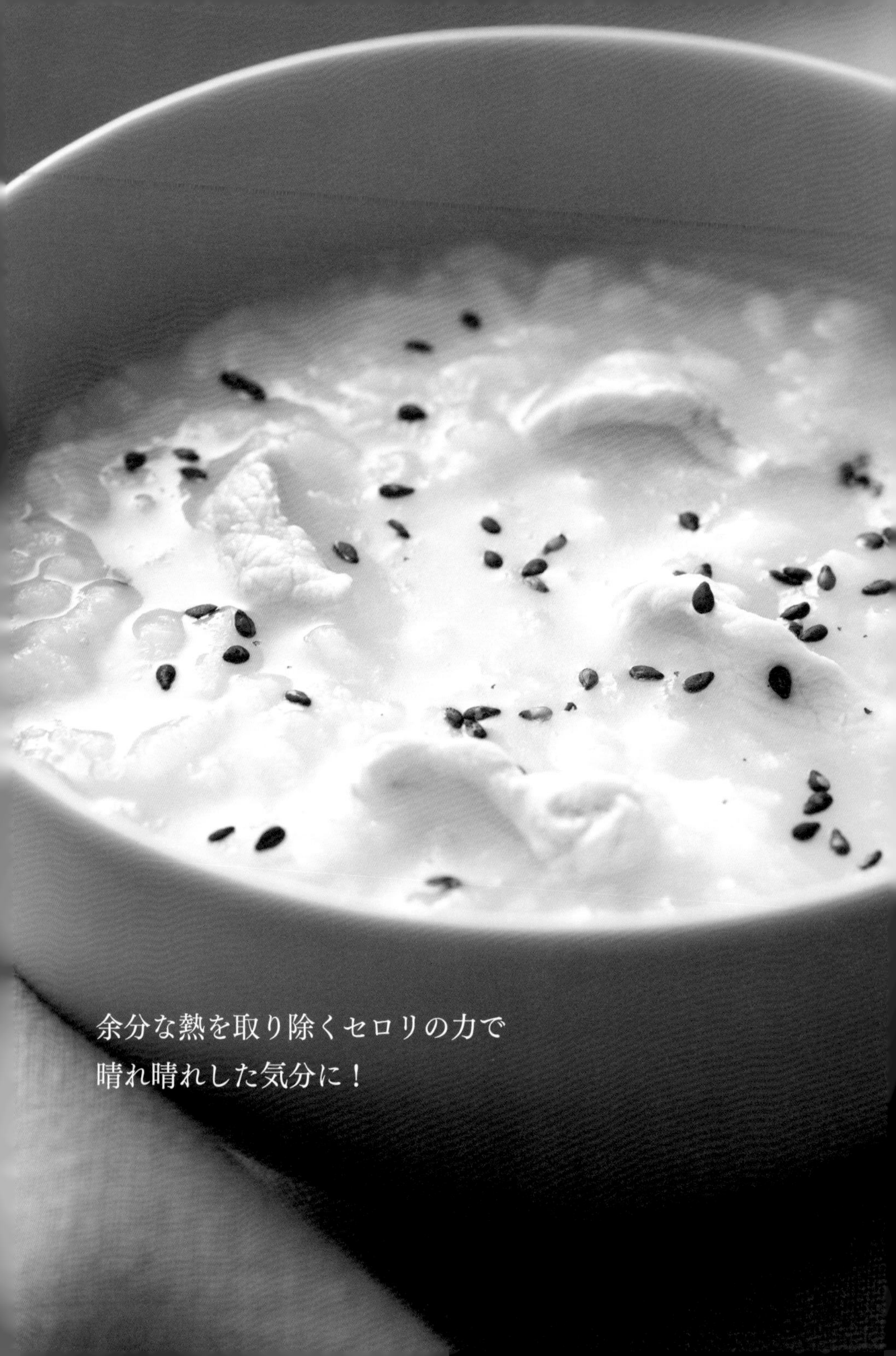

余分な熱を取り除くセロリの力で
晴れ晴れした気分に！

セロリの出汁の効いたおかゆ豚肉の

材料［2人分］
米 ＝ 75g
セロリ（葉を含む） ＝ 100g
豚ロース薄切り肉 ＝ 15g
黒ごま ＝ 1g
塩 ＝ 小さじ¼
水 ＝ 800mℓ

作り方
① 米は洗い、たっぷりの水（分量外）を入れて一晩浸水させ、ざるに上げる。
豚ロース薄切り肉は食べやすい大きさに切る。
セロリは鍋に入るくらいの大きさに切る。
② 鍋にセロリと水800mℓを入れて中火にかけ、沸騰したら弱火で15〜20分煮てこし、煮汁は使うのでとっておく。
③ 鍋に米と②のセロリの煮汁（600mℓより少なければ水をたす）を入れ、中火にかける。沸騰したらへらで鍋底をこそげるように混ぜ、吹きこぼれないように蓋をずらして、弱火で20分煮る。時々かき混ぜる。
④ 豚ロース薄切り肉を加えて10分煮て、塩を加えて味をととのえる。器に盛り、黒ごまを散らす。

□ この組み合わせのおかゆは…

春は肝が動きやすく、五臓の中の肝に熱がこもる状態＝肝熱により、頭が痛くなったり、めまい、目の充血を起こしやすくなります。このおかゆを常に食べると、イライラの抑制や妊娠中の血圧対策にも！

※冷たい物が苦手な人、血圧が低い人、アレルギー体質の人は控えましょう。

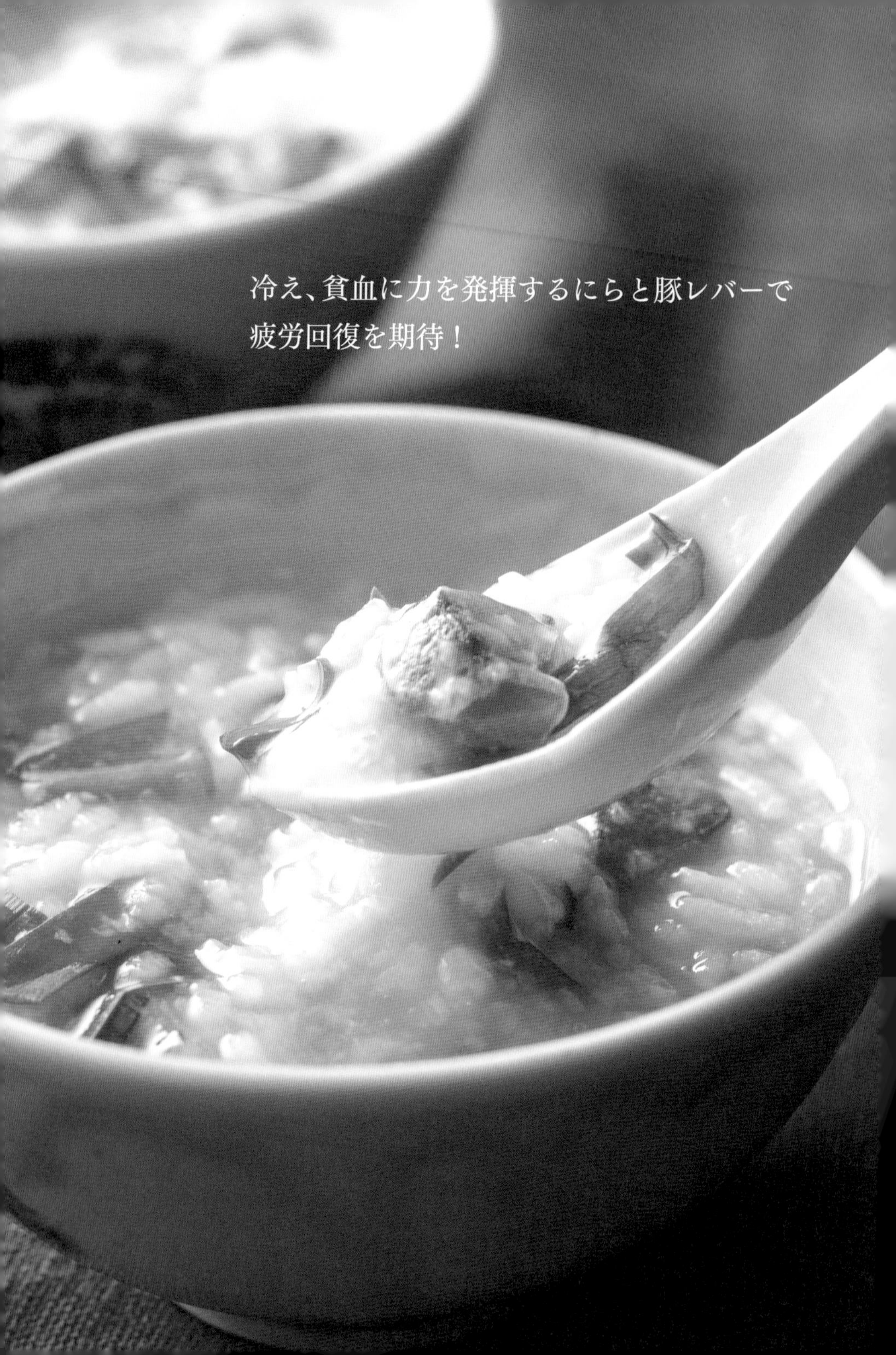

冷え、貧血に力を発揮するにらと豚レバーで
疲労回復を期待！

にらと豚レバーのおかゆ

材料［2人分］
米 ══ 75g
にら ══ 75g
豚レバー ══ 15g
塩 ══ 小さじ1/4
水 ══ 600mℓ

作り方

① 米は洗い、たっぷりの水（分量外）を入れて一晩浸水させ、ざるに上げる。
にらは3cm長さに切る。

② 豚レバーは血のかたまりを取り、食べやすい大きさに切る。冷水で数回洗い、塩少々（分量外）をふり、20分冷蔵庫で冷やしたあと、流水で洗って水気を拭き取る。

③ 鍋に米、水600mℓを入れて中火にかける。沸騰したらへらで鍋底をこそげるように混ぜ、吹きこぼれないように蓋をずらして、弱火で20分煮る。時々かき混ぜる。

④ 豚レバーを加えて10分煮て、にらを加えて1～2分煮込む。塩を加えて味をととのえる。

□ この組み合わせのおかゆは…

滋養が高い食材の組み合わせで、春に若芽が伸びるように肝の働きを補ってくれるので、生理痛の緩和、胃の痛み、冷えの改善にも。

※目が赤くなりやすい、目ヤニが多い、ニキビができやすい人は控えめにしましょう。

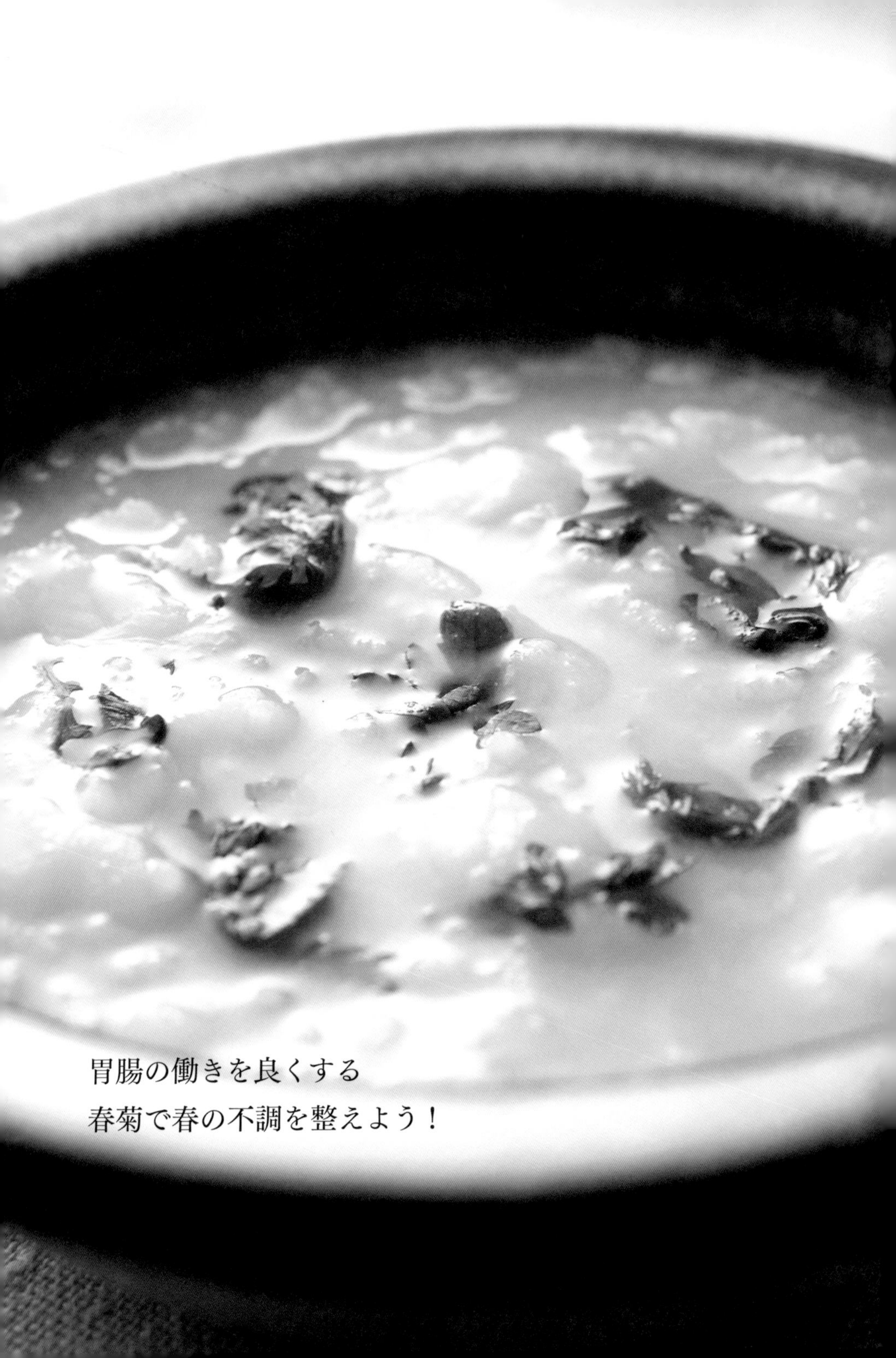

胃腸の働きを良くする
春菊で春の不調を整えよう！

ゆり根と春菊のおかゆ

材料［2人分］
米 ＝ 60g
ゆり根 ＝ 30g
春菊 ＝ 9g
砂糖 ＝ 小さじ¼
水 ＝ 500mℓ

作り方

① 米は洗い、たっぷりの水(分量外)を入れて一晩浸水させ、ざるに上げる。
ゆり根は1枚ずつはがし、茶色く変色している部分があれば取り除く。
春菊は食べやすい大きさに切る。

② 鍋に米とゆり根、水500mℓを入れて中火にかける。沸騰したらへらで鍋底をこそげるように混ぜ、吹きこぼれないように蓋をずらして、弱火で30分煮る。時々かき混ぜる。

③ ゆり根の形がくずれてきたら、春菊を加えて2〜3分煮て、最後に砂糖を加えて味をととのえる。

□ この組み合わせのおかゆは…

陰虚体質(乾燥)のタイプに適しています。からだの上部に現れる熱邪による消耗で生じた胃の津液《しんえき》を滋養し、肺まで潤すので、からだを乾燥から守ります。のぼせを感じる人や乾燥により肌やのどの調子が悪い人にもおすすめです。

栄養豊富な粟は、
体力回復にもおすすめ

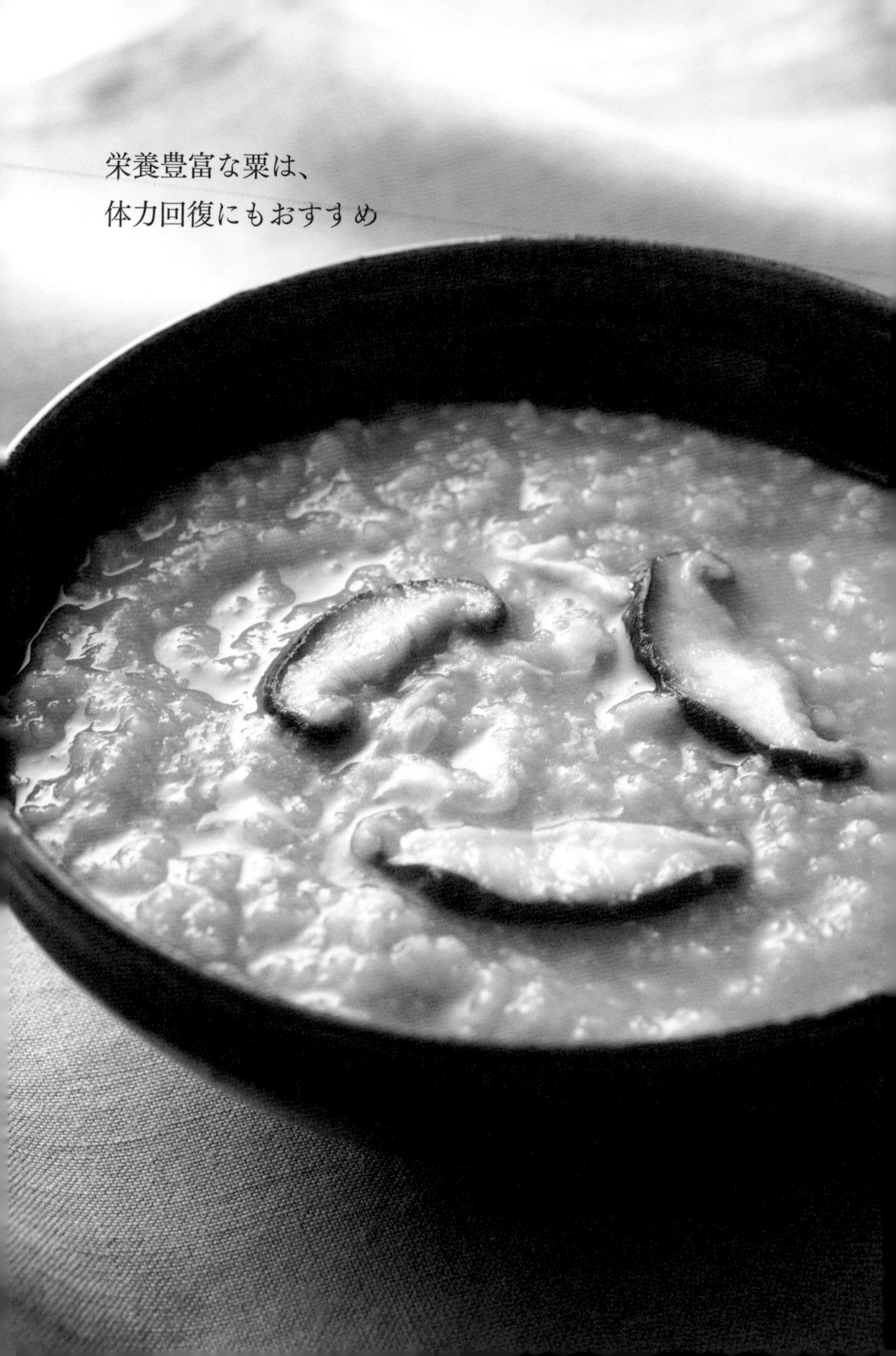

卵としいたけの粟《あわ》がゆ

材料［2人分］
粟 ══ 75g
卵 ══ 1個
しいたけ ══ 10g
黒糖 ══ 20g
水 ══ 1000㎖

作り方

① 粟はよく洗い、水1000㎖を入れて一晩浸水させる。しいたけは薄切り（軸は取る）にする。

② 鍋に①の粟と水、しいたけを入れ、中火にかける。沸騰したらへらで鍋底をこそげるように混ぜ、吹きこぼれないように蓋をずらして、弱火で1時間煮る。時々かき混ぜる。

③ といた卵を加え、火を止め蓋をして5分蒸らす。黒糖を加えて味をととのえる。

□ この組み合わせのおかゆは…

栄養豊富な粟を食べると、一日を心強く過ごせます。ある程度、消化力があるなら、優秀なたんぱく源である卵を加えると、より抵抗力や免疫力がアップします。黒糖を入れると味がまろやかに。

※便秘がちな人は控えましょう。

胃腸の調子を整えて、
心《しん》を穏やかにする
なつめは女性の味方！

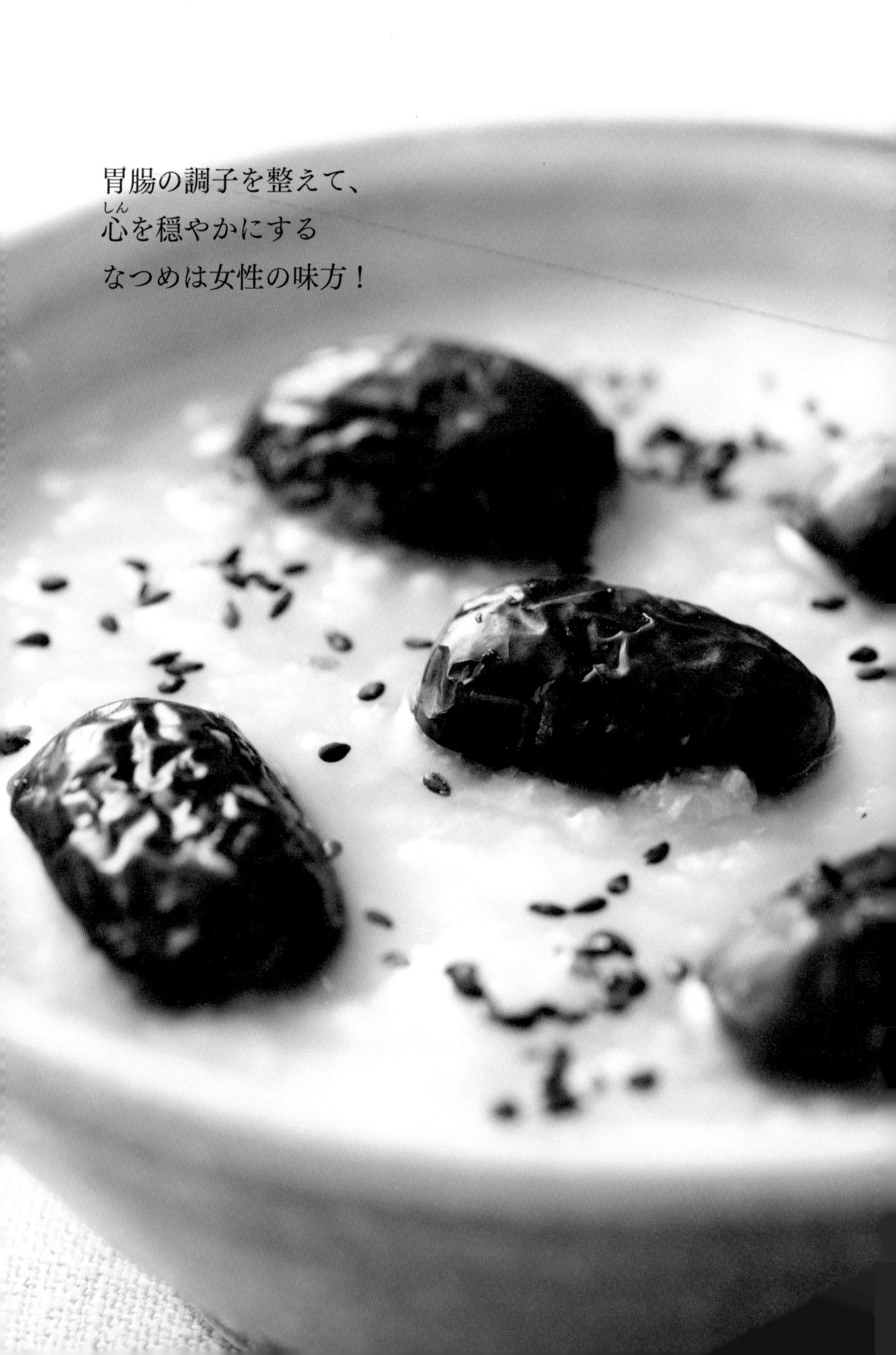

なつめと黒ごまのおかゆ

材料［2人分］
米 ＝ 75g
なつめ ＝ 6〜10個
黒ごま ＝ 3g
氷砂糖 ＝ 小さじ¼
水 ＝ 700mℓ

作り方

① 米は洗い、たっぷりの水(分量外)を入れて一晩浸水させ、ざるに上げる。

② 鍋に米、なつめ、水700mℓを入れて中火にかける。沸騰したらへらで鍋底をこそげるように混ぜ、吹きこぼれないように蓋をずらして、弱火で30分煮る。時々かき混ぜる。

③ 氷砂糖を加えて味をととのえる。器に盛り、黒ごまを散らす。

□ この組み合わせのおかゆは…

不安感を和らげ、胃腸の調子を整える作用があるなつめ。実は子どもの成長発育や更年期のイライラにもおすすめ。血《けつ》と水《すい》をコントロールして、冷えの解消、免疫力アップといったからだの不調だけではなくリラックス効果も期待できます。

夏の季節

立夏から8月

夏は心《しん》の養生を

夏は生命エネルギーが盛んになり、パワフルに活動できる力が湧いてきます。心は血液を全身に巡らせ、臓器や組織に栄養素を届けるだけでなく、冷えから守る働きも担っています。いわば五臓のリーダー的役割を持ち、生命にとって何よりも大事。判断力・記憶力、感情・思考といった脳や精神に関与しているともいわれています。何事にも真面目で手が抜けない人や神経質な人は、心を消耗しがちです。心の状態は肌の色ツヤにも表れます。赤ら顔またはツヤのない白肌の人は、ストレスを減らす生活を！

□「心」が弱ると

不安感や不眠、うつなど精神的な問題が出たり、もの忘れがひどくなったり、眠りが浅くなったり、肌のツヤが失われたりします。さらに心は血脈を司っているので、動脈硬化、心筋梗塞などの病気につながる場合も。

「心」をよりよく活かす三か条

一 自分なりの気分転換法を見つける工夫を

二 軽い運動を取り入れて、適度に汗をかく

三 充分な睡眠時間を確保する

心を活かすために
「余分な熱を取り除く」
食材を！

全身に血液を巡らせる食材を積極的に！　ただし、心は強い気を持つ臓のため、熱を持ちやすいので熱を抑えるものを摂りましょう。
「苦味」も心の食材。過剰な熱を発散させ、
体内の余分なものを取り除いてくれます。またハツ（心臓）も有効。

〈おすすめ食材〉

- れんこん
- きゅうり
- 冬瓜
- きび
- ゴーヤ
- 蓮の実

など

不眠にも効果的な蓮の実で
心をふわっと緩めよう

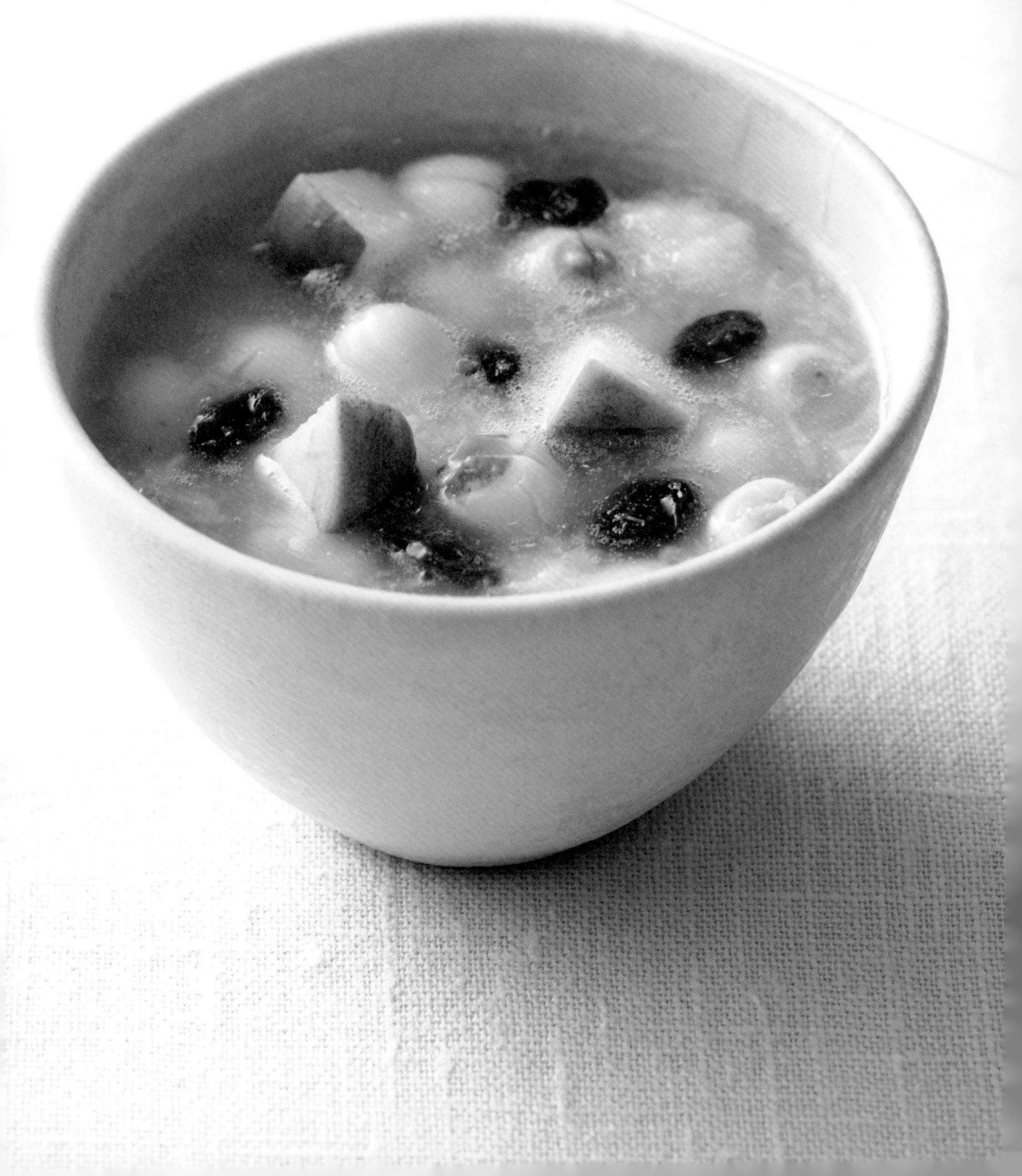

蓮の実とレーズンの長いもがゆ

材料［2人分］
長いも ══ 100g
蓮の実 ══ 50g
レーズン ══ 50g
りんご ══ 20g
砂糖 ══ 小さじ¼
水 ══ 800mℓ

作り方

① 蓮の実はよく洗い、水800mℓを入れて一晩浸水させる。
長いもはすりおろし、りんごは1㎝角に切る。

② 鍋に①の蓮の実と水を入れて中火にかける。沸騰したらへらで鍋底をこそげるように混ぜ、吹きこぼれないように蓋をずらして、弱火で50分煮る。時々かき混ぜる。

③ レーズンを加えて10分煮、長いもとりんごを加えて2〜3分煮る。最後に砂糖を加えて味をととのえる。

◻ この組み合わせのおかゆは…

蓮の実は蓮子《れんし》という生薬として、主に精神の安定や不眠に効果があるといわれ、薬膳によく用いられます。このおかゆは心《しん》をはじめ、脾《ひ》、腎の機能を高めるためにも有効で、特に精神ともつながっている心を緩める効果があります。

脾胃《ひい》が弱っている方に！
疲れが取れない日や食が進まない朝は
とうもろこし粉を取り入れて

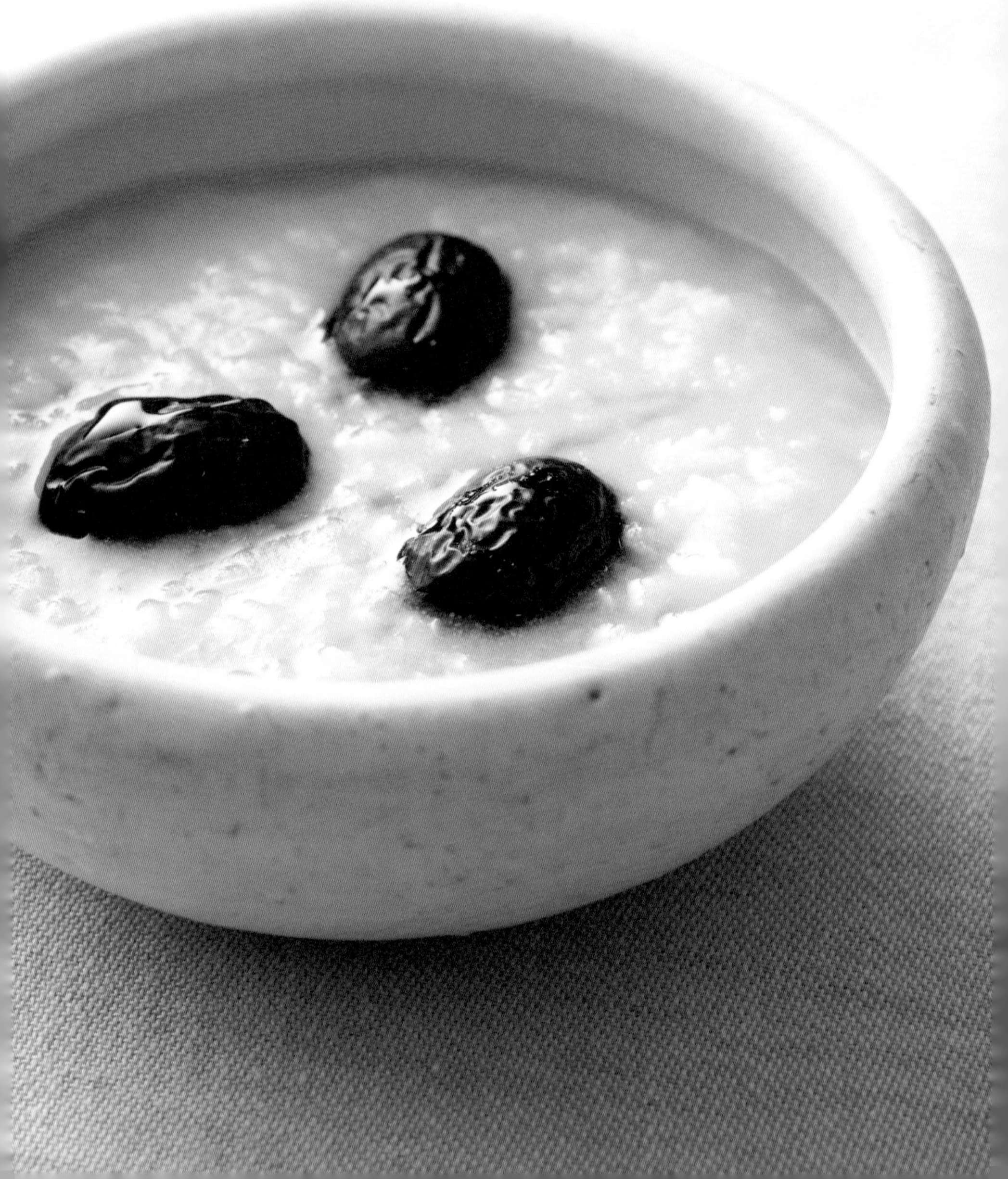

はちみつの効いたなつめのおかゆ

材料［2人分］
米 ＝ 30g
とうもろこし粉 ＝ 25g
なつめ ＝ 3〜6個
はちみつ ＝ 5g
水 ＝ 600mℓ

作り方
① 米は洗い、たっぷりの水(分量外)を入れて一晩浸水させ、ざるに上げる。
とうもろこし粉は水200mℓで溶く。
② 鍋に米、なつめ、残りの水400mℓを入れて中火にかける。沸騰したらへらで鍋底をこそげるように混ぜ、吹きこぼれないように蓋をずらして、弱火で15分煮たら、とうもろこし粉を加えてさらに15分煮る。時々かき混ぜる。
③ 器に盛り、はちみつをかける。

□ この組み合わせのおかゆは…

血管を柔らかくしなやかに導き、血中脂肪(コレステロールや中性脂肪など)を抑制するほか、老化予防にも効果があるとされています。甘いおかゆが苦手な人ははちみつの代わりに、塩を少々入れても構いません。

なんとなくだるい日や
夏の疲れがたまったときは
かぼちゃが最適！

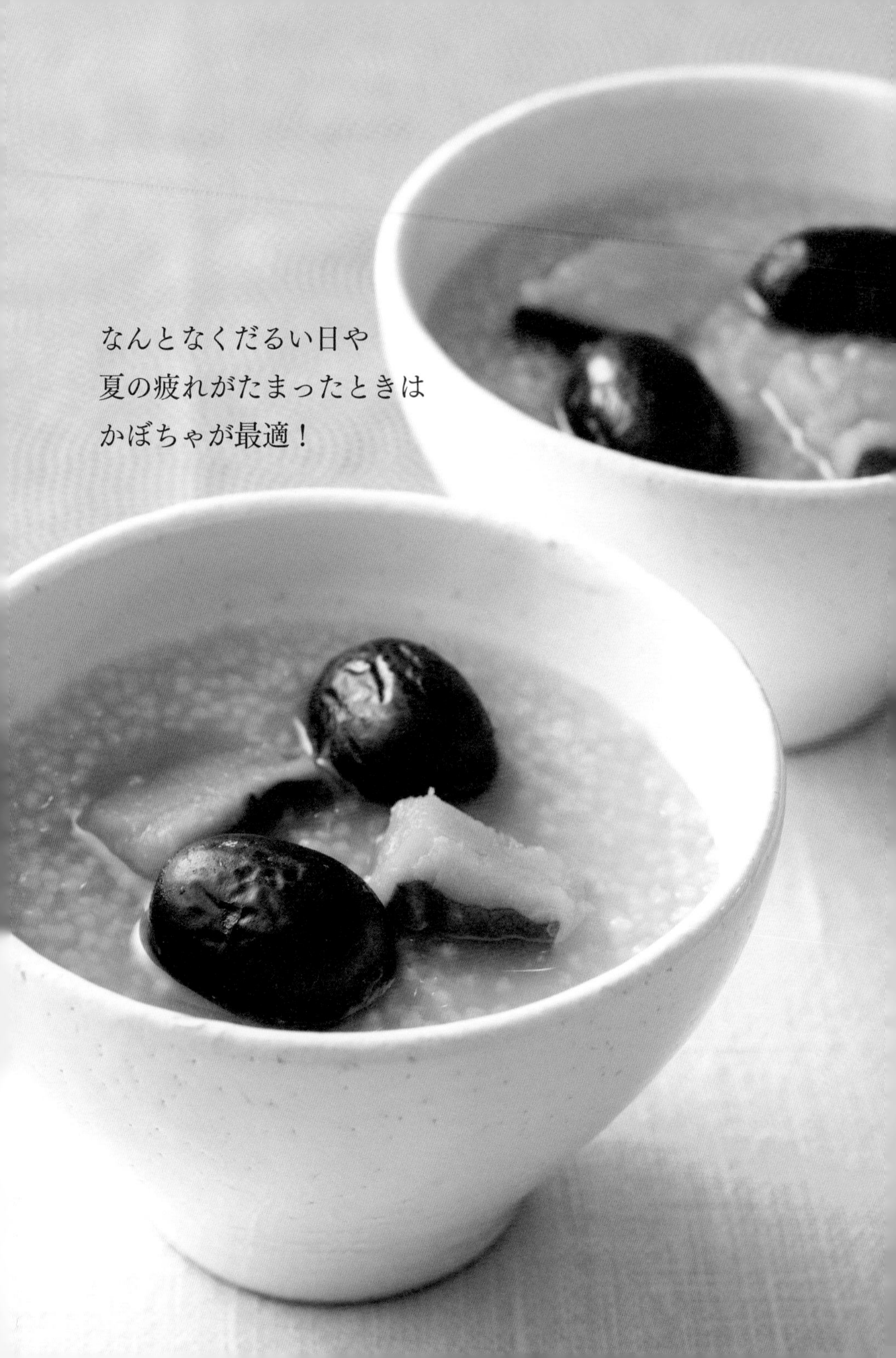

かぼちゃとなつめの粟《あわ》がゆ

材料［2人分］

粟 ＝ 40g
かぼちゃ ＝ 200g
なつめ ＝ 4個
黒糖 ＝ 小さじ¼
水 ＝ 700mℓ

作り方

① 粟はよく洗い、水700mℓを入れて一晩浸水させる。かぼちゃは3〜4cm角に切る。

② 鍋に①の粟と水、なつめを入れて中火にかける。沸騰したらへらで鍋底をこそげるように混ぜ、吹きこぼれないように蓋をずらして、弱火で15分煮、かぼちゃを加えてさらに15分煮る。時々かき混ぜる。

③ 黒糖を加えて味をととのえる。

□ この組み合わせのおかゆは…

心脾《しんぴ》を補い、気の巡りをよくし、津液《しんえき》を生み出します。精神的に虚弱になったり、持続的なストレスによって胃腸の働きが低下した人にもおすすめです。

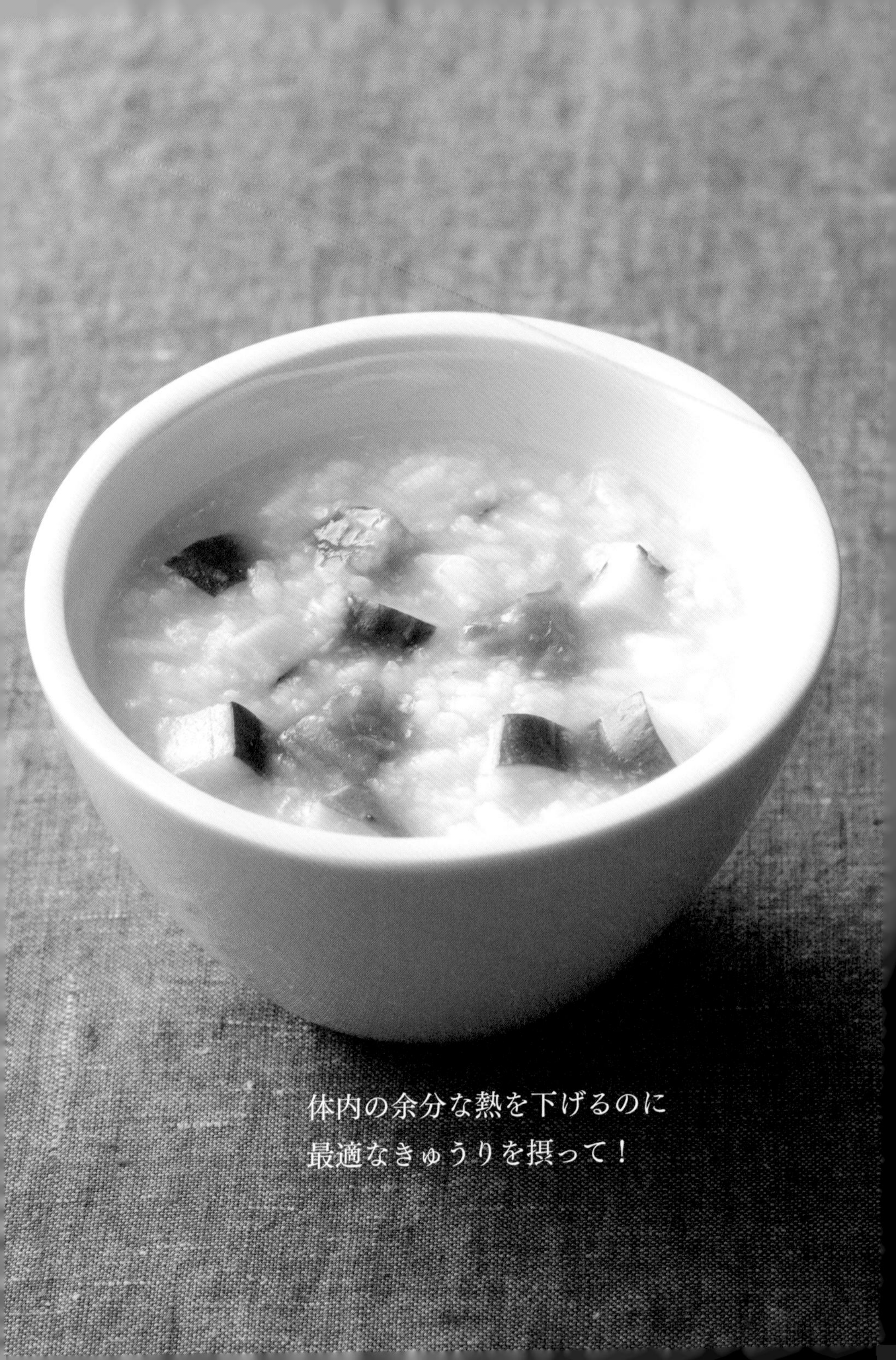

体内の余分な熱を下げるのに
最適なきゅうりを摂って！

きゅうりとトマトのおかゆ

材料［2人分］
米 ＝＝ 75g
きゅうり ＝＝ 150g
トマト ＝＝ 20g
塩 ＝＝ 小さじ¼
水 ＝＝ 600mℓ

作り方
① 米は洗い、たっぷりの水(分量外)を入れて一晩浸水させ、ざるに上げる。
きゅうり、トマトはそれぞれ1㎝角に切る。
② 鍋に米と水600mℓを入れて中火にかける。沸騰したらへらで鍋底をこそげるように混ぜ、吹きこぼれないように蓋をずらして、弱火で25分煮る。時々かき混ぜる。
③ きゅうり、トマトを加えて5分煮て、塩を加えて味をととのえる。

□ この組み合わせのおかゆは…

きゅうりにはからだの熱と湿を取る作用があるので、熱があるときや、のどの渇きにおすすめです。また、腸の糖分吸収を防いで、潤滑にする効果もあるとされています。

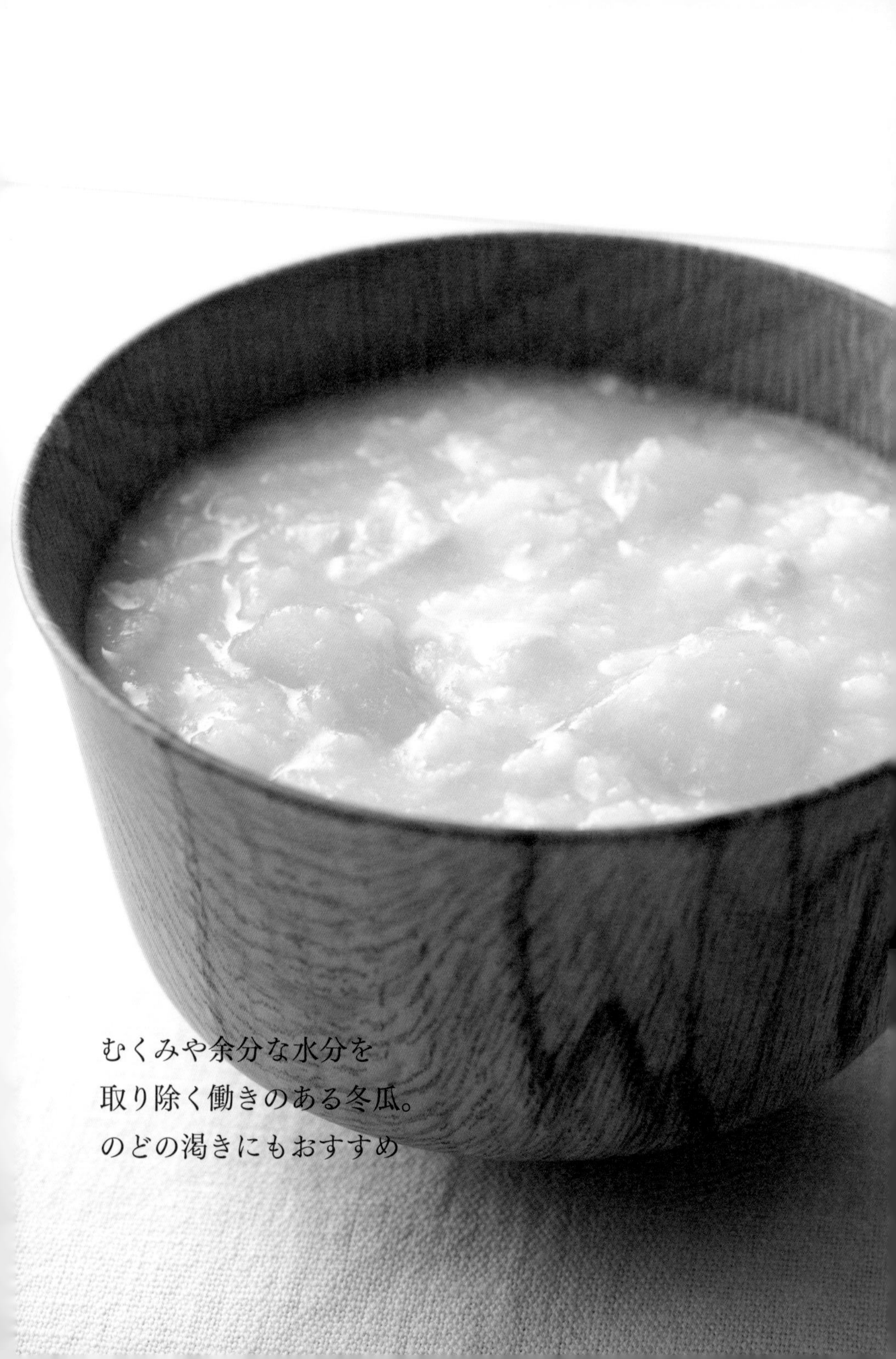

むくみや余分な水分を
取り除く働きのある冬瓜。
のどの渇きにもおすすめ

冬瓜と卵のおかゆ

材料［2人分］
米 ═ 75g
冬瓜 ═ 200g
とき卵 ═ ½個分
塩 ═ 小さじ¼
水 ═ 600㎖

作り方
① 米は洗い、たっぷりの水（分量外）を入れて一晩浸水させ、ざるに上げる。
冬瓜は皮を薄くむき、3〜4㎝角に切る。
② 鍋に米と冬瓜、水600㎖を入れて中火にかける。沸騰したらへらで鍋底をこそげるように混ぜ、吹きこぼれないように蓋をずらして、弱火で30分煮る。時々かき混ぜる。
③ 火を止め、とき卵を加え、蓋をして5分蒸らす。最後に塩を加えて味をととのえる。

□ この組み合わせのおかゆは…

体内の熱を冷まし、余分な水分を出すので、解毒・解熱作用があり、むくみ解消の効果も高いといえます。のどの渇きを緩和するため、痰や咳止めにも有効でしょう。また、脾《ひ》の機能を高めるのにも役立ちます。

夏バテや疲労回復、胃腸強化に
最強の組み合わせ

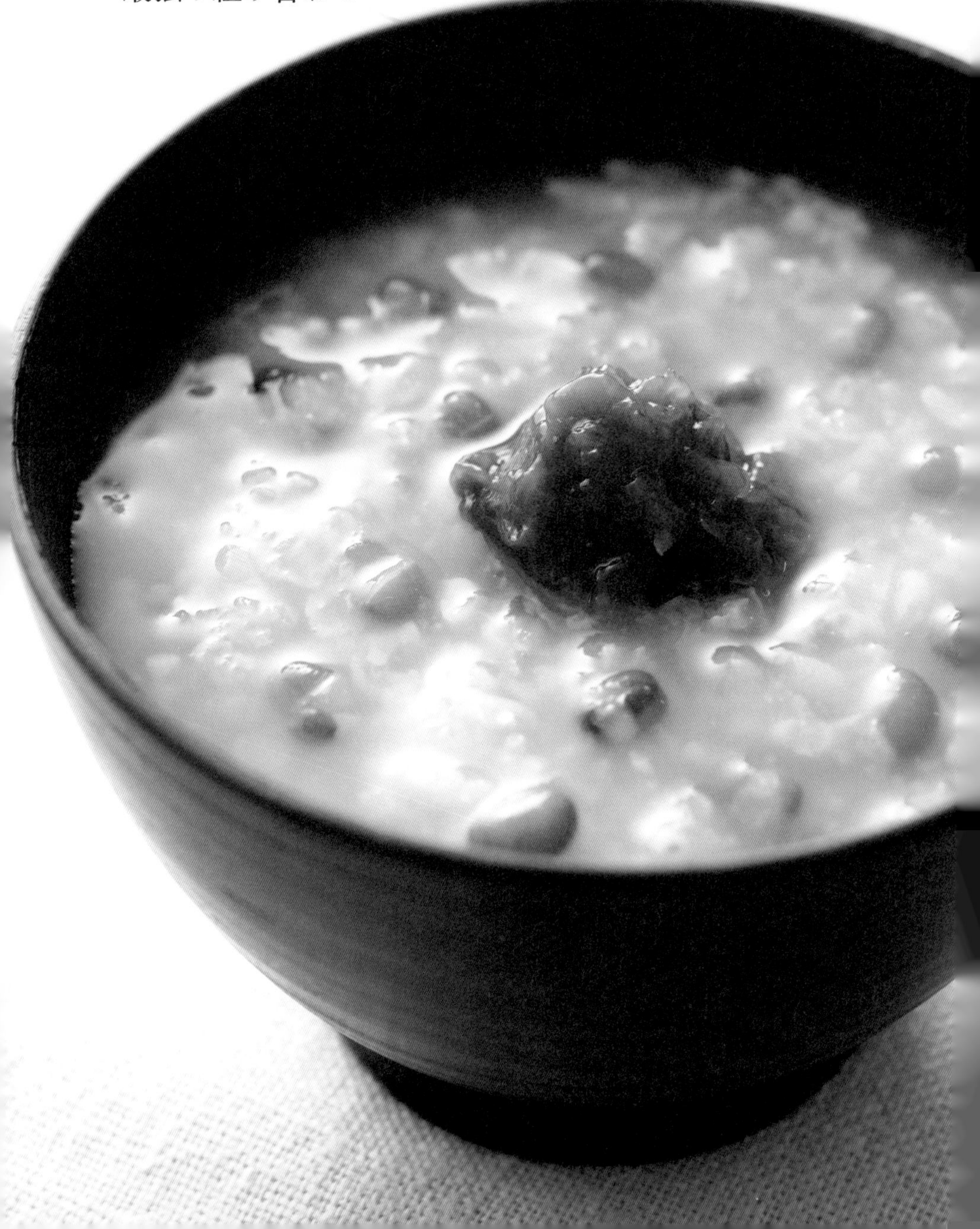

緑豆と梅干しのもち米かゆ

材料［2人分］
もち米 ── 60g
緑豆 ── 15g
梅干し ── 30g
塩 ── 小さじ¼
水 ── 1000㎖

作り方
① 緑豆ともち米は洗い、水1000㎖を入れて一晩浸水させる。
梅干しは種を取り除き、包丁でたたく。

② 鍋に①の緑豆、もち米、水を入れて中火にかける。沸騰したらへらで鍋底をこそげるように混ぜ、吹きこぼれないように蓋をずらして、弱火で1時間煮る。時々かき混ぜる。

③ 塩を加えて味をととのえる。器に盛り、梅干しをのせる。

□ この組み合わせのおかゆは…

緑豆は「解毒の良薬」といわれ、体内の老廃物に有効とも。からだの中にこもった余分な熱を冷ましてくれるので、発熱や口内炎などの改善にも効果的。もち米は脾胃《ひい》を養うため、夏バテ対策や食欲のないときにもおすすめです。

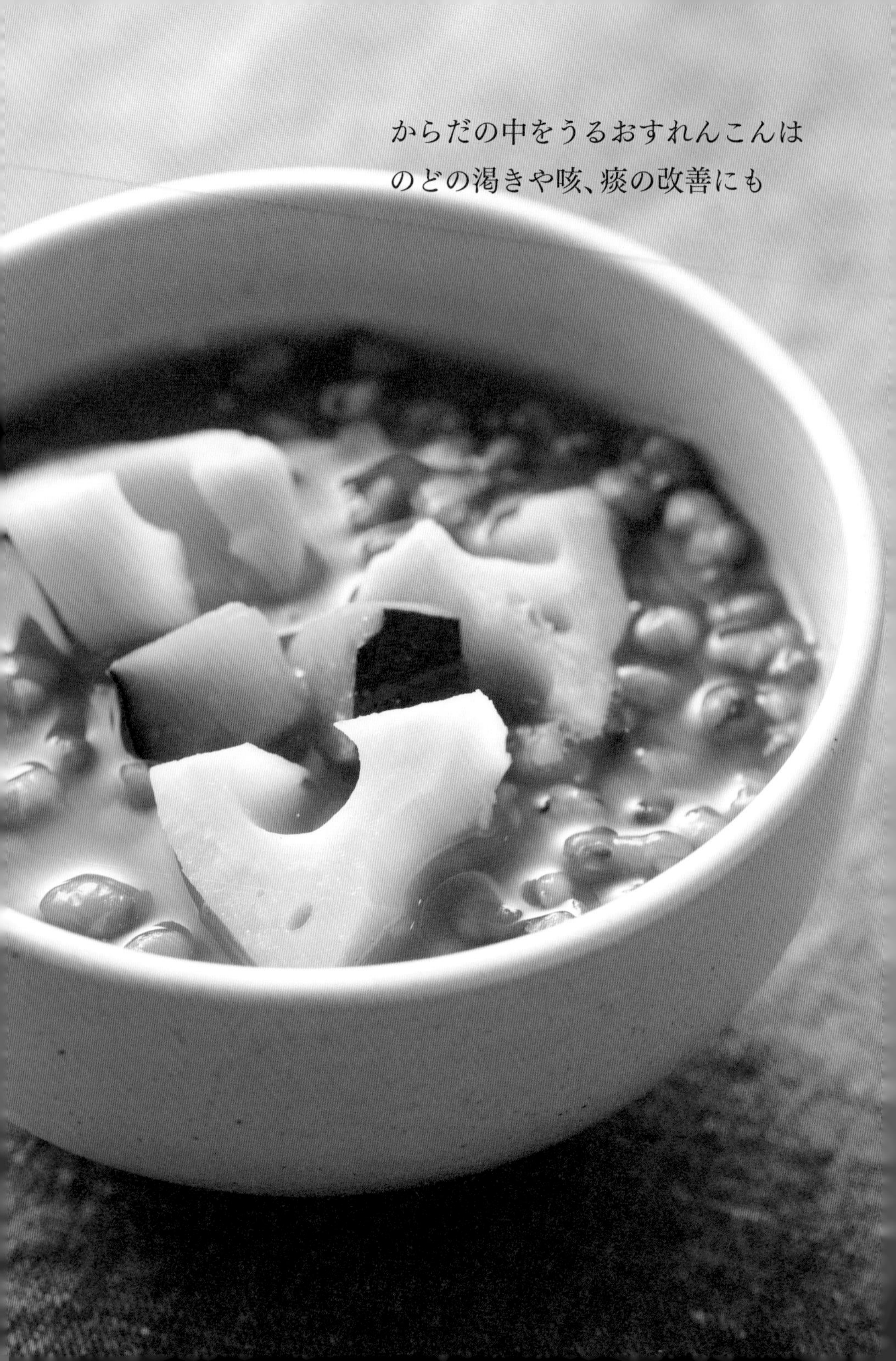

からだの中をうるおすれんこんは
のどの渇きや咳、痰の改善にも

れんこんとかぼちゃの緑豆かゆ

材料［2人分］
緑豆 ＝ 75g
れんこん ＝ 35g
かぼちゃ ＝ 10g
砂糖 ＝ 小さじ1/4
水 ＝ 800mℓ

作り方

① 緑豆は洗い、水800mℓを入れて一晩浸水させる。れんこんは小さめの乱切りにする。かぼちゃは1cm角に切る。

② 鍋に①の緑豆と水、れんこんを入れて中火にかける。沸騰したらへらで鍋底をこそげるように混ぜ、吹きこぼれないように蓋をずらして、弱火で50分煮る。時々かき混ぜる。

③ かぼちゃを加えて10分煮て、砂糖を加えて味をととのえる。

□ この組み合わせのおかゆは…

れんこんと緑豆の相乗効果で清熱解毒(からだにこもった熱を冷まして取り除くと同時に、毒素を体外に排出する)作用があります。真夏の渇きを取り除き、利尿作用、むくみ解消にも！

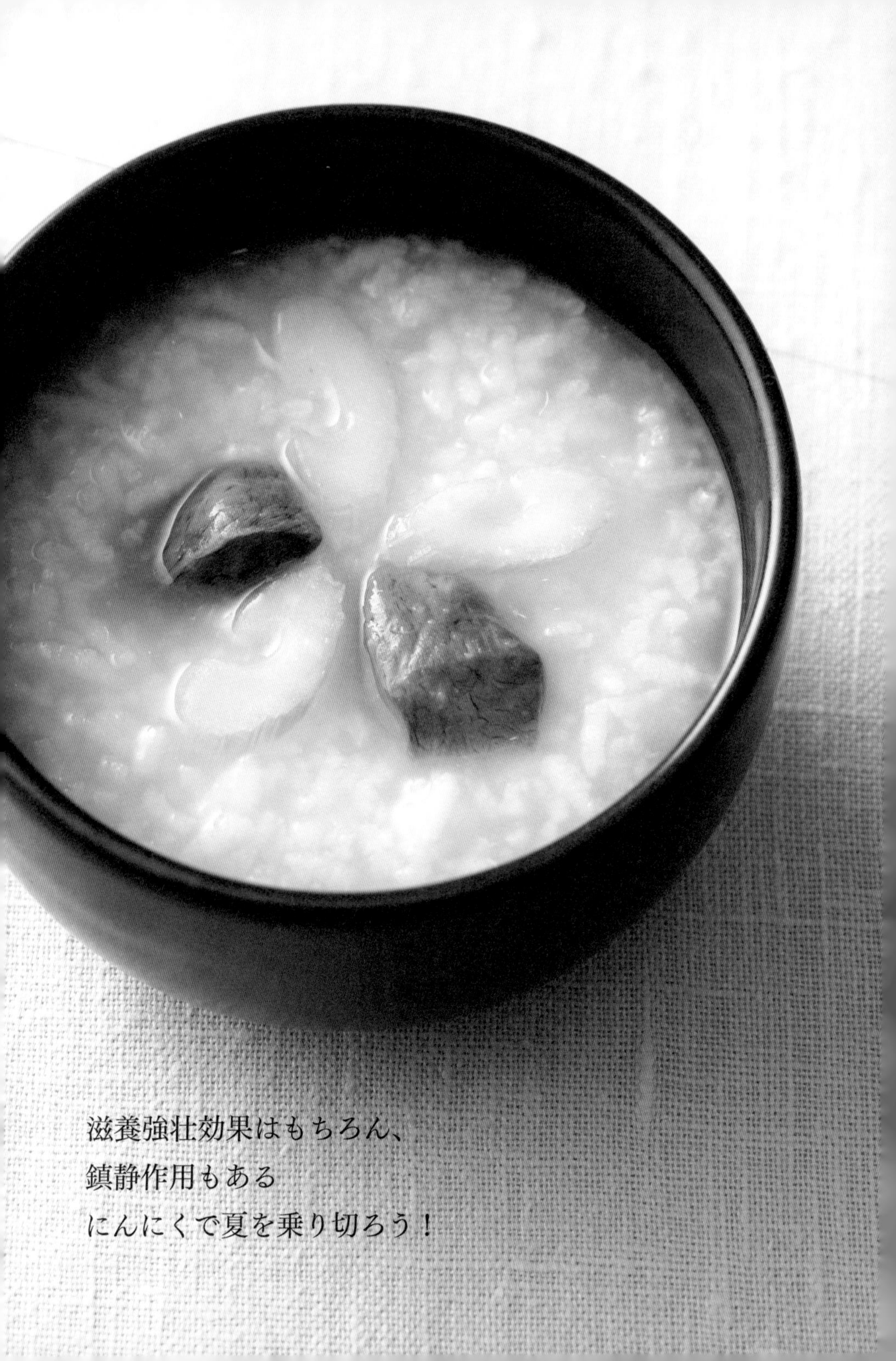

滋養強壮効果はもちろん、
鎮静作用もある
にんにくで夏を乗り切ろう！

紫にんにくの出汁の効いたハツのおかゆ

材料［2人分］
米 ── 75g
紫にんにく ── 60g
豚ハツ ── 10g
セロリ ── 3g
塩 ── 小さじ¼
水 ── 600mℓ

作り方

① 米は洗い、たっぷりの水（分量外）を入れて一晩浸水させ、ざるに上げる。
紫にんにくは皮をむく。

セロリは薄切りにする。豚ハツは塩水（分量外）の中でもみ洗いし、冷水に20分さらし、水気を拭き取ってそぎ切りに。

② 鍋に水600mℓを沸かし、紫にんにくを入れて1分茹でたあと、紫にんにくは取り出す。

③ ②の鍋に米を加え、沸騰したらへらで鍋底をこそげるように混ぜ、吹きこぼれないように蓋をずらして、弱火で20分煮る。時々かき混ぜる。

④ 豚ハツ、セロリを加えて10分煮て、塩を加えて味をととのえる。

□ この組み合わせのおかゆは…

にんにくは“天然の抗生物質”といわれるほど、殺菌作用が強く、免疫力アップにも優れた食材です。胃腸トラブルの予防にも効果的ですが、胃腸が虚弱な人は、控えめにしましょう。

長夏《ちょうか》の季節

季節の変わり目の18日間

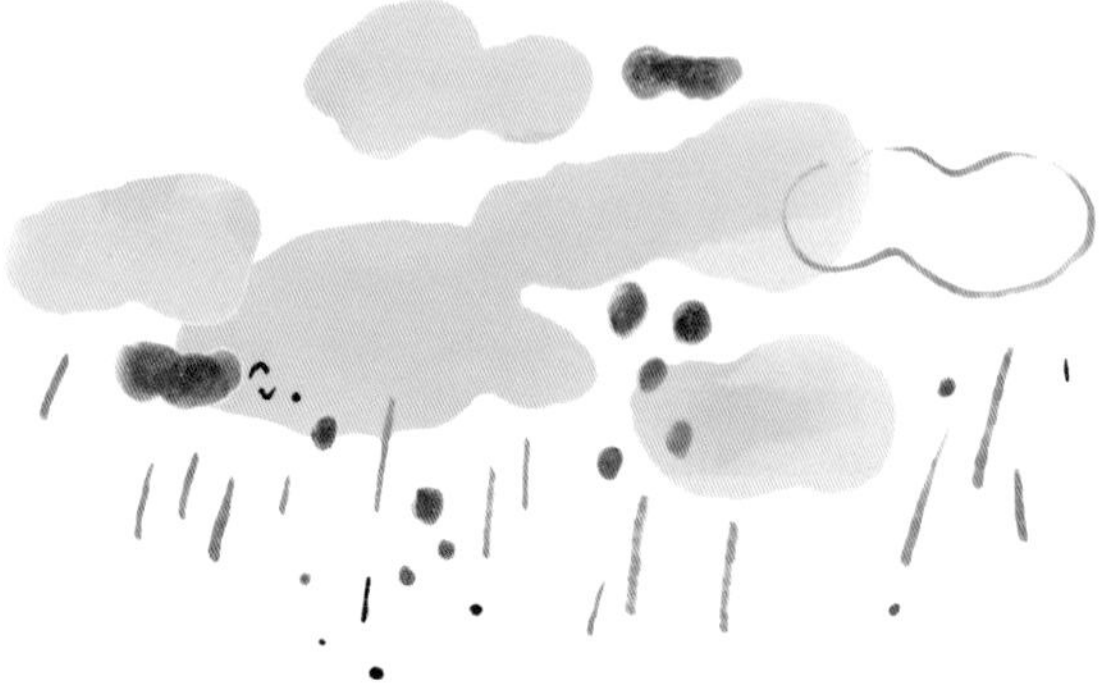

長夏（梅雨）は脾《ひ》の養生を

脾は人間が健やかに生きるための基盤となる場所。胃と一体になって消化吸収を司ります。飲食物から栄養を取り出し、気《き》・血《けつ》・水《すい》（津液《しんえき》）に作り変えて運び出し（運化作用）、このとき必要なものと不要なものを仕分け、必要なものはエネルギーに、不要なものは体外に排出します。そして、ここで作られた、気・血・水（津液）を一度、胸部へ持ち上げてから全身には運びます（昇清《しょうせい》作用）が、このときに重力に逆らうように内臓を正しい位置に収めます。血が血脈から外へ漏れることを防ぐ統血作用も担っていますので脾が弱ると不正出血などを起こすことも！

□「脾」が弱ると

朝食を摂らなかったり、座っている時間が長いと、脾が弱ります。脾と胃は、食事の影響を受けやすいので、からだに負担をかける食べ物は控えて。ストレスや過労、睡眠不足も負担に。

「脾」をよりよく活かす三か条

一 朝食を必ず食べる習慣を

二 冷たいもの、油っぽいものを摂りすぎない

三 長い時間、座りっぱなしでいない

脾を活かすために「栄養を吸収し、全身に運ぶ」食材を！

脾には、消化をサポートする
かぼちゃなどの黄色い食材がおすすめ。
また、自然な「甘み」のある食材は胃の調子を整えるのでおすすめ。
そのほか、脾は湿気に弱いので、水分代謝を促す食材も摂って。

〈おすすめ食材〉

- とうもろこし
- かぼちゃ
- 大根
- 栗
- 大豆
- 長いも

など

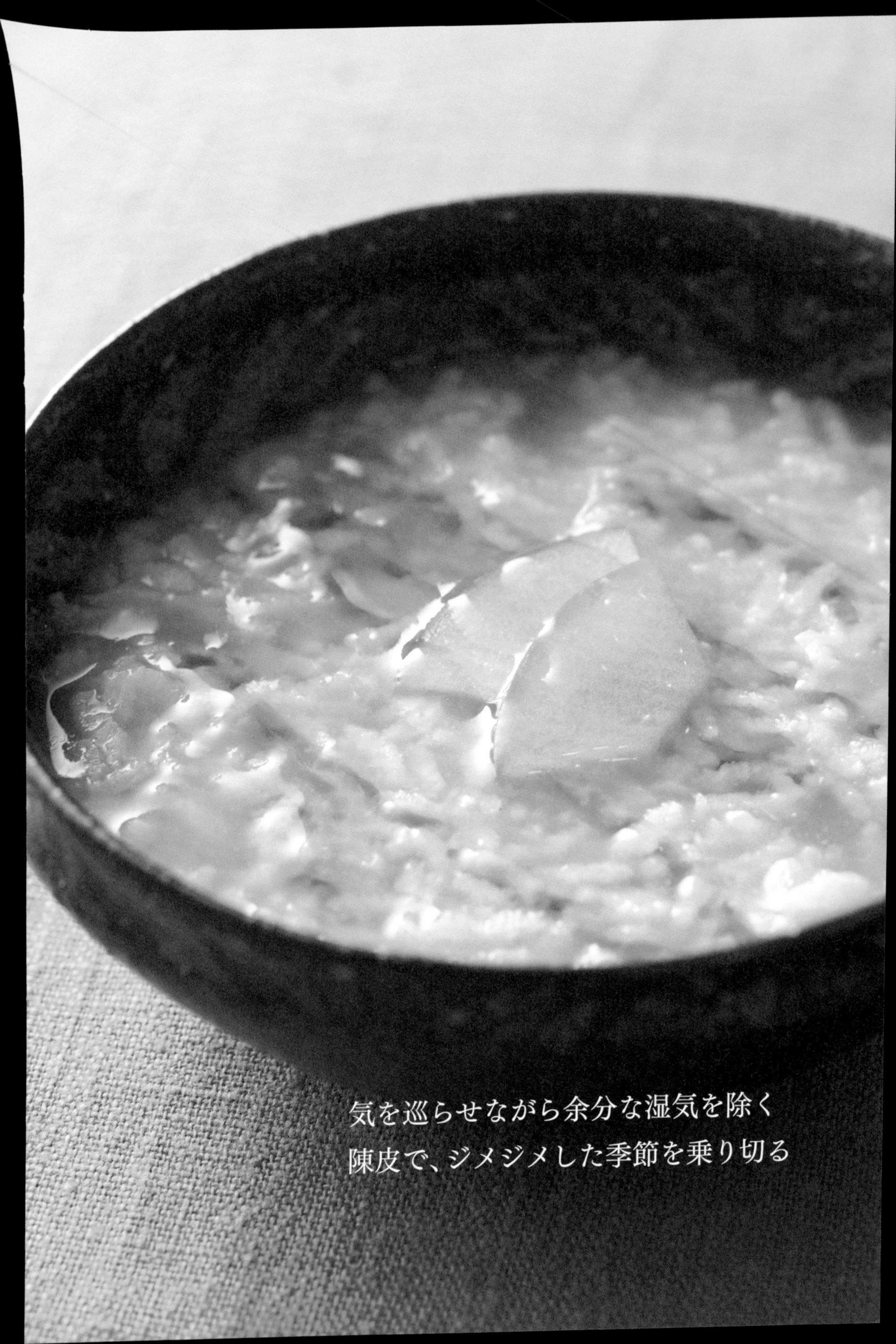

気を巡らせながら余分な湿気を除く
陳皮で、ジメジメした季節を乗り切る

陳皮の出汁の効いたりんごのおかゆ

材料［2人分］
米 ═ 60g
陳皮 ═ 10g
青じそ ═ 12g
生姜 ═ 8g
りんご ═ 5g
はちみつ ═ 3g
水 ═ 700mℓ

作り方

① 米は洗い、たっぷりの水（分量外）を入れて一晩浸水させ、ざるに上げる。
りんごは薄くスライスする。

② 鍋に陳皮、青じそ、つぶした生姜、水700mℓを入れて中火にかける。沸騰したら弱火で15〜20分煮出して、こす。煮汁は後から使うので取っておく。

③ 鍋に米と②の煮汁（500mℓより少なければ水をたす）を入れて、中火にかける。沸騰したらへらで鍋底をこそげるように混ぜ、吹きこぼれないように蓋をずらして、弱火で30分煮る。時々かき混ぜる。

④ りんごを加えて2分煮て、器に盛り、はちみつをかける。

□ この組み合わせのおかゆは…

“気を巡らせ、滞りを防ぐ”組み合わせです。胃を温めるため、吐き気を解消したり、胃の膨満感、頻繁なげっぷなどの予防にも。脾胃《ひい》の気の滞りで起きる食欲不振や下痢の人にもおすすめです。

滋養豊富な長いもは
積極的に摂取したい食べ物のひとつ

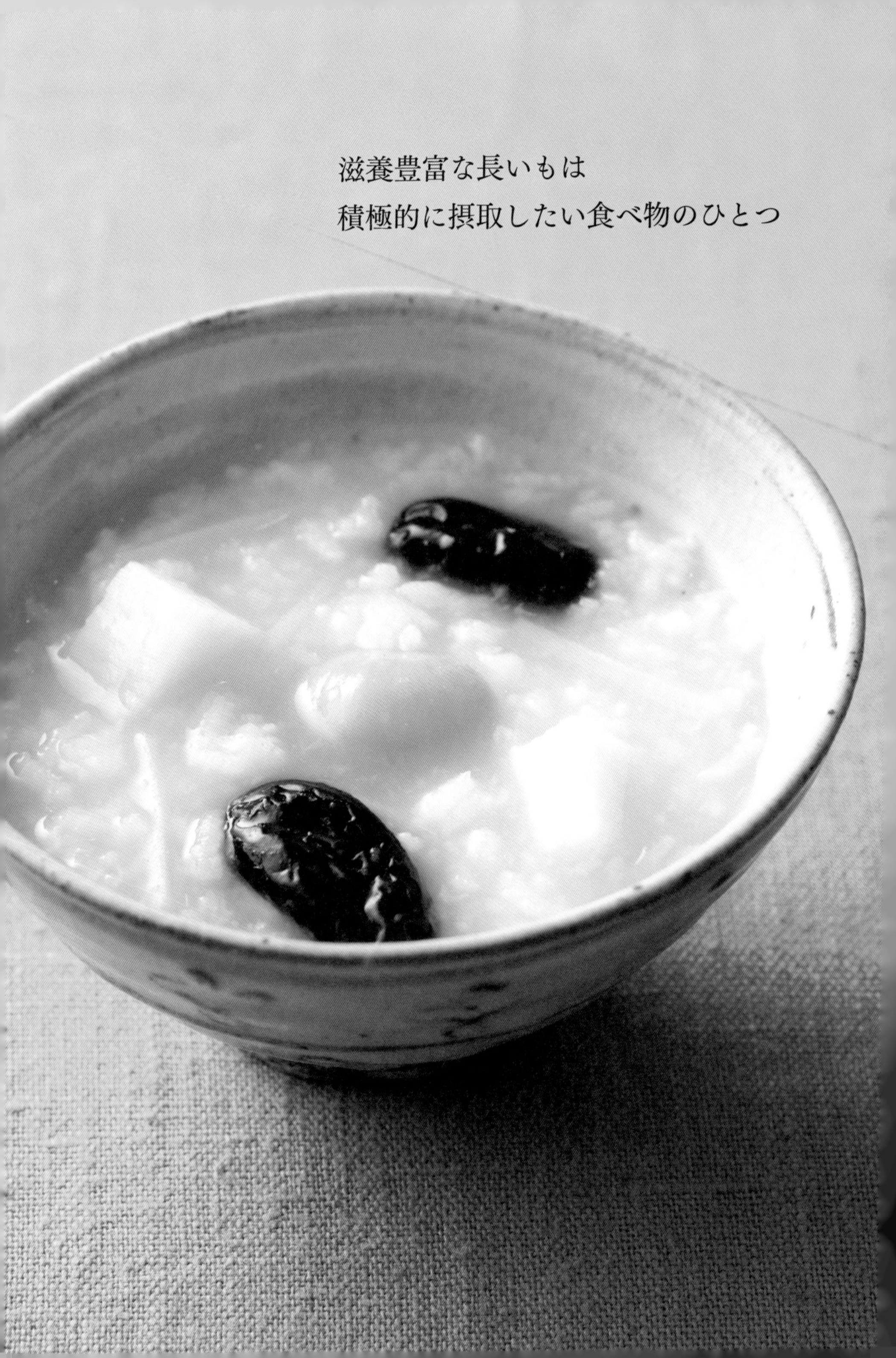

長いもとなつめのおかゆ

材料［2人分］
米 ══ 60g
栗 ══ 60g
長いも ══ 30g
生姜 ══ 8g
なつめ ══ 4個
塩 ══ 小さじ1/4
水 ══ 600mℓ

作り方

① 米は洗い、たっぷりの水(分量外)を入れて一晩浸水させ、ざるに上げる。
栗は皮をむく。長いもは皮をむき1cm角に切る。生姜はせん切りにする。

② 鍋に米と栗、長いも、生姜となつめ、水600mℓを入れて中火にかける。沸騰したらへらで鍋底をこそげるように混ぜ、吹きこぼれないように蓋をずらして、弱火で30分煮る。時々かき混ぜる。

③ 塩を加えて味をととのえる。

□ この組み合わせのおかゆは…

胃腸を健やかにして下痢を止める「健《けん》脾《ぴ》止《し》瀉《しゃ》」効果があると昔から中国ではいわれています。そのほか、胃腸の荒れや食欲不振などにも効果があるといわれています。食が細い、倦怠感がある、便が緩い人にもおすすめです。

解毒作用のほか、
消化を促進する
里いもで脾を整えよう！

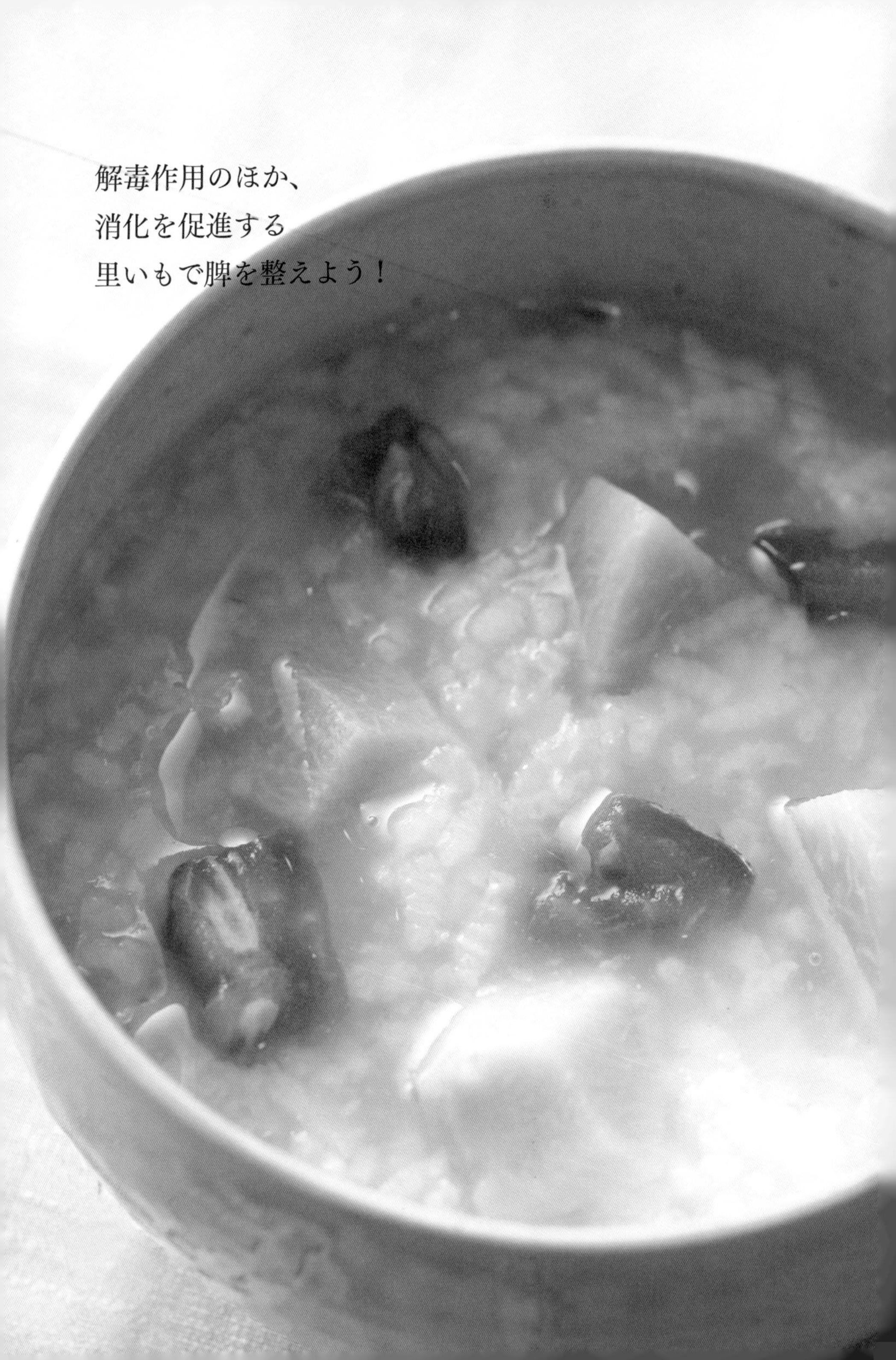

里いもとトマトのおかゆ

材料［2人分］
米 ＝ 75g
里いも ＝ 2個（約140g）
トマト ＝ 15g
オリーブオイル ＝ 少々
塩 ＝ 小さじ¼
水 ＝ 800mℓ

作り方

① 米は洗い、たっぷりの水（分量外）を入れて一晩浸水させ、ざるに上げる。
里いもは皮をむいて一口大の乱切りにする。
トマトは1cm角に切る。

② 鍋に米、里いもと水800mℓを入れて中火にかける。沸騰したらへらで鍋底をこそげるように混ぜ、吹きこぼれないように蓋をずらして、弱火で30分煮る。時々かき混ぜる。

③ トマトを加えて2〜3分煮て、塩を加えて味をととのえる。

④ 器に盛り、オリーブオイルをかける。

回 この組み合わせのおかゆは…

胃腸の粘膜を丈夫にし、しっとりと保湿する“清熱保湿”の効果があると昔から中国ではいわれています。腸をうるおすので、腸内を洗浄し腸内環境をよくします。また、産後の排泄が悪いときにもおすすめです。

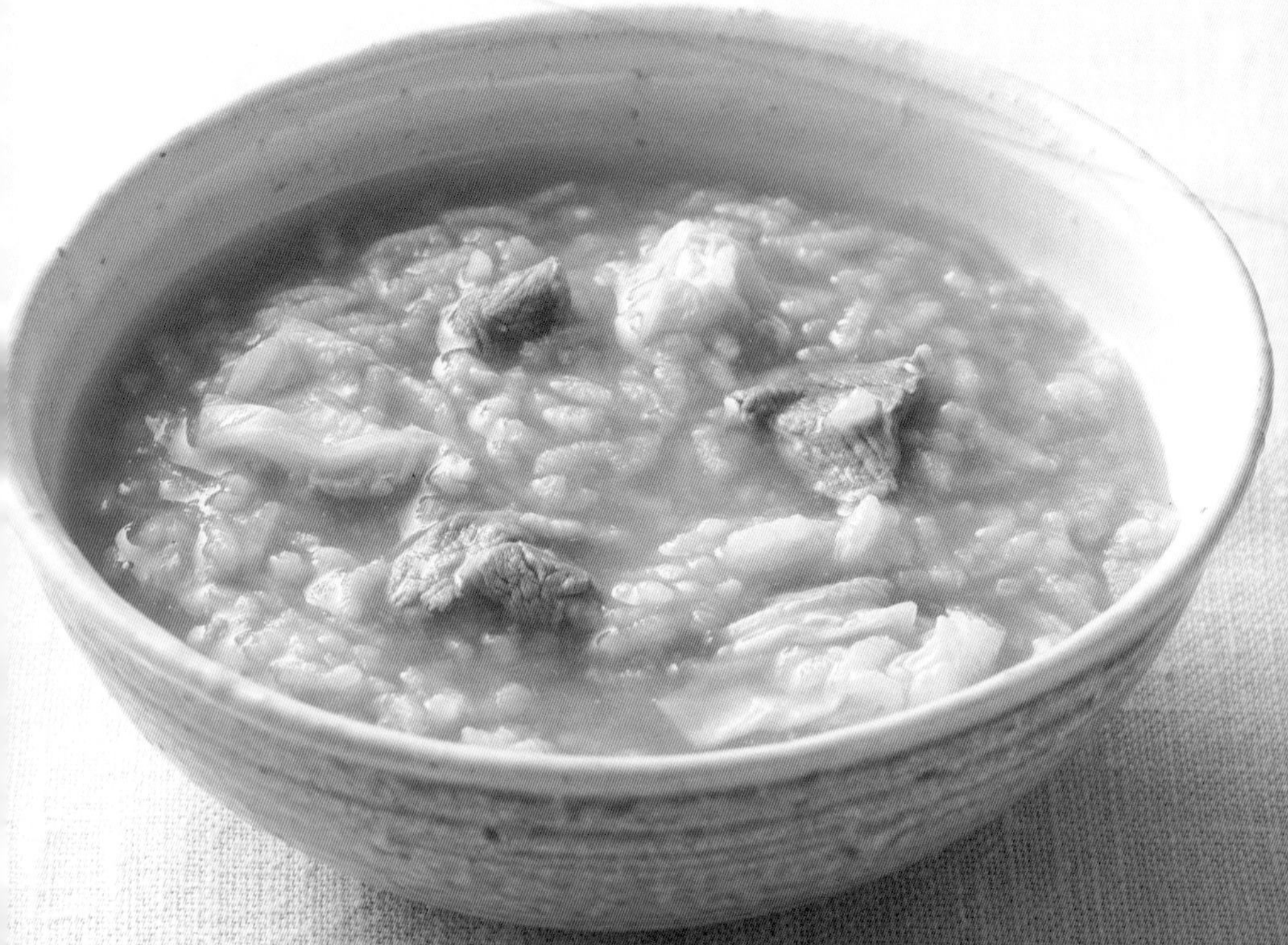

辛味成分が消化を助け、
消化液の分泌を促す花椒。
食欲不振を改善する働きも

花椒香るラム肉のおかゆ

材料［2人分］

米 ═ 75g

花椒（ホアジャオ） ═ 10g

ラム肉 ═ 5g

白菜 ═ 3g

塩 ═ 小さじ¼

水 ═ 600mℓ

作り方

① 米は洗い、たっぷりの水（分量外）を入れて一晩浸水させ、ざるに上げる。
花椒をお茶パックに入れる。
ラム肉、白菜は食べやすい大きさに切る。

② 鍋に米、花椒のパック、水600mℓを入れて中火にかける。沸騰したらへらで鍋底をこそげるように混ぜ、吹きこぼれないように蓋をずらして、弱火で20分煮る。時々かき混ぜる。

③ 花椒のパックを取り出し、ラム肉、白菜を加えて10分煮て、塩を加えて味をととのえる。

□ この組み合わせのおかゆは…

特に脾《ひ》胃《い》を温めて、胃腸の働きを高めることが得意なおかゆ。冷えによる嘔吐や下痢、おなかが減っているのに食欲がないときや、口の乾きを感じるときにもおすすめです。

気持ちを安定させるジャスミンは、
うつ気分やイライラに効果的！

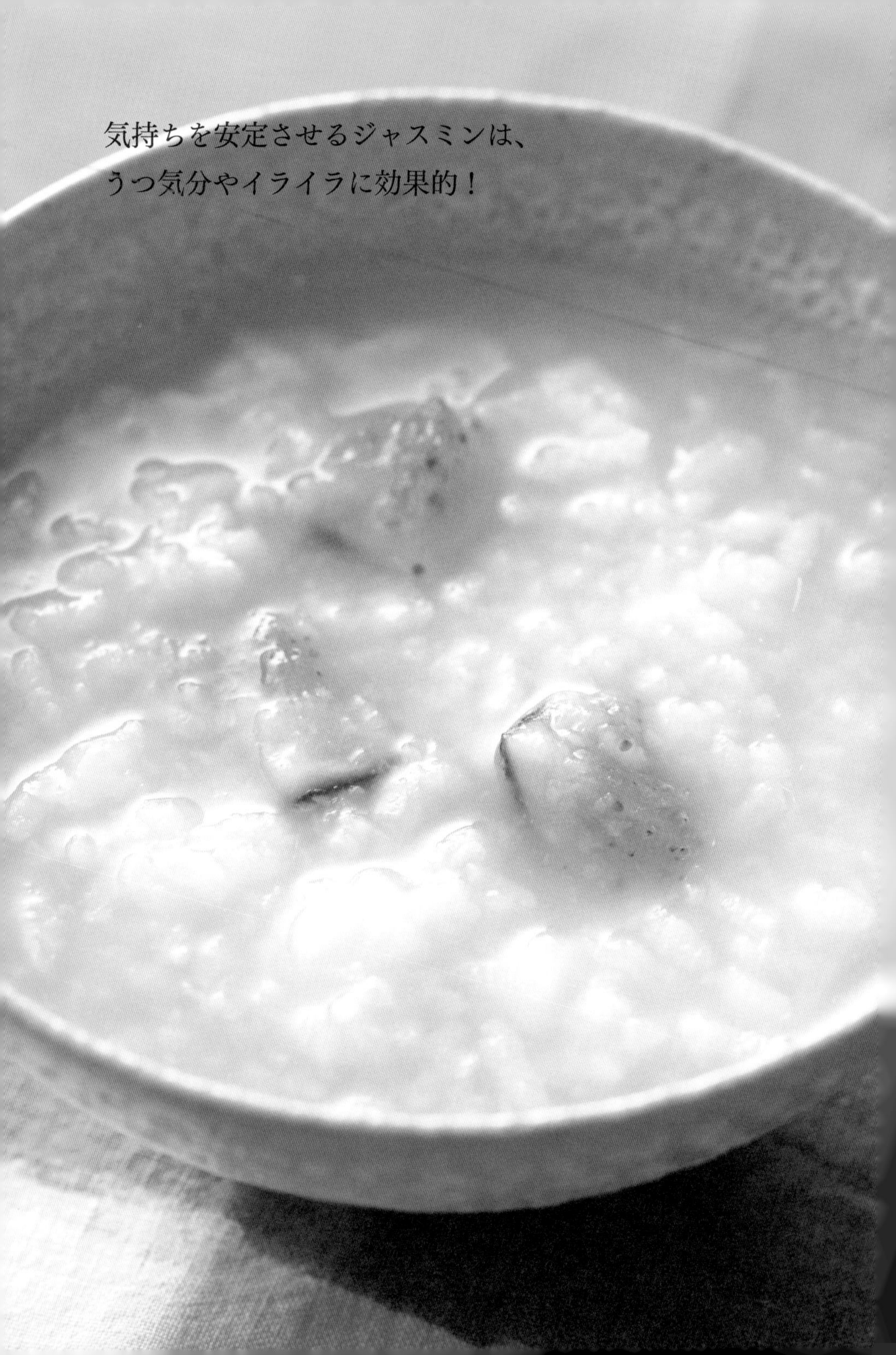

いちじくのジャスミンがゆ

材料［2人分］
米 ＝ 75g
ジャスミン（食用花がなければお茶でもよい）＝ 15g
いちじく ＝ 8g
砂糖 ＝ 15g
水 ＝ 600mℓ

作り方

① 米は洗い、たっぷりの水(分量外)を入れて一晩浸水させ、ざるに上げる。
ジャスミンはお茶パックに入れる。
いちじくは1cm角に切る。

② 鍋に米、ジャスミンのパック、水600mℓを入れて中火にかける。沸騰したらへらで鍋底をこそげるように混ぜ、吹きこぼれないように蓋をずらして、弱火で25分煮る。時々かき混ぜる。

③ ジャスミンのパックを取り出し、いちじくを加えて5分煮て、砂糖を加えて味をととのえる。

□ この組み合わせのおかゆは…

ストレスなどで気が滞ると胃の不調を起こすことも。そんなときにおすすめしたいのがこのおかゆ。気滞(気の巡りが悪くなる)による消化不良や食欲不振、胃もたれの改善にも効果的。胃にハリがある人にもおすすめです。

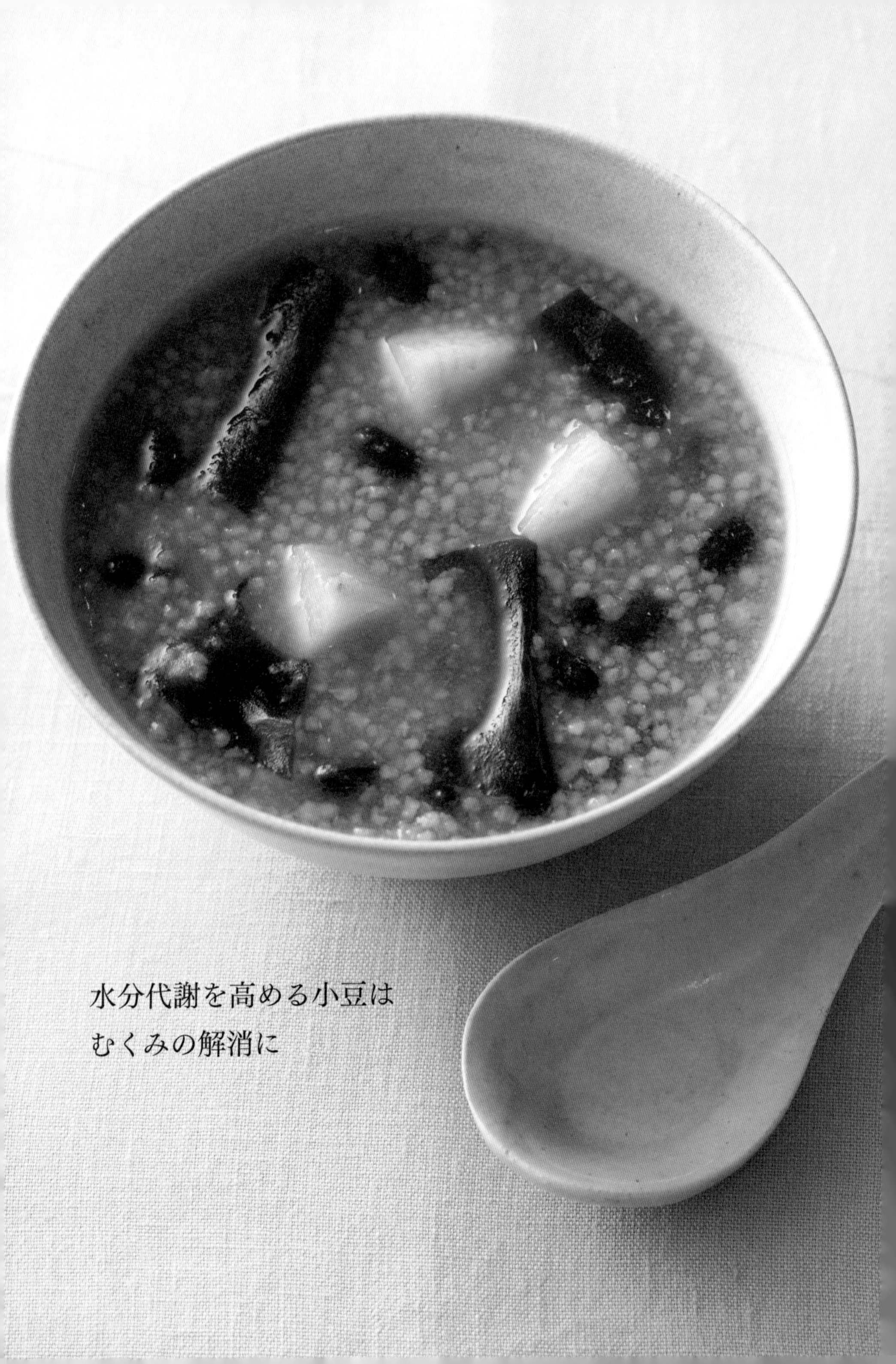

水分代謝を高める小豆は
むくみの解消に

長いもとわかめの小豆粟《あわ》がゆ

材料［2人分］

小豆 ══ 50g

粟 ══ 50g

長いも ══ 25g

わかめ（ボイル） ══ 5g

塩 ══ 小さじ¼

水 ══ 900mℓ

作り方

① 粟はよく洗い、水900mℓを入れて一晩浸水させる。
小豆は洗ってざるに上げる。
長いもは皮をむき1㎝角に切り、わかめは一口大に切る。

② 鍋に①の粟、水、小豆を入れて中火にかける。沸騰したらへらで鍋底をこそげるように混ぜ、吹きこぼれないように蓋をずらして、弱火で50分煮る。時々かき混ぜる。

③ 長いもを加えて10分煮て、わかめも加え、1〜2分煮る。塩を加えて味をととのえる。

□ この組み合わせのおかゆは…

倦怠感があるときや、食べ物を受けつけないとき、胃がもたれるときにおすすめのおかゆ。清熱作用があるので、熱を取り除き、解毒作用があります。また、むくみが取れない朝にもおすすめです。

胃に優しいキャベツは
ダイエットにも効果的！

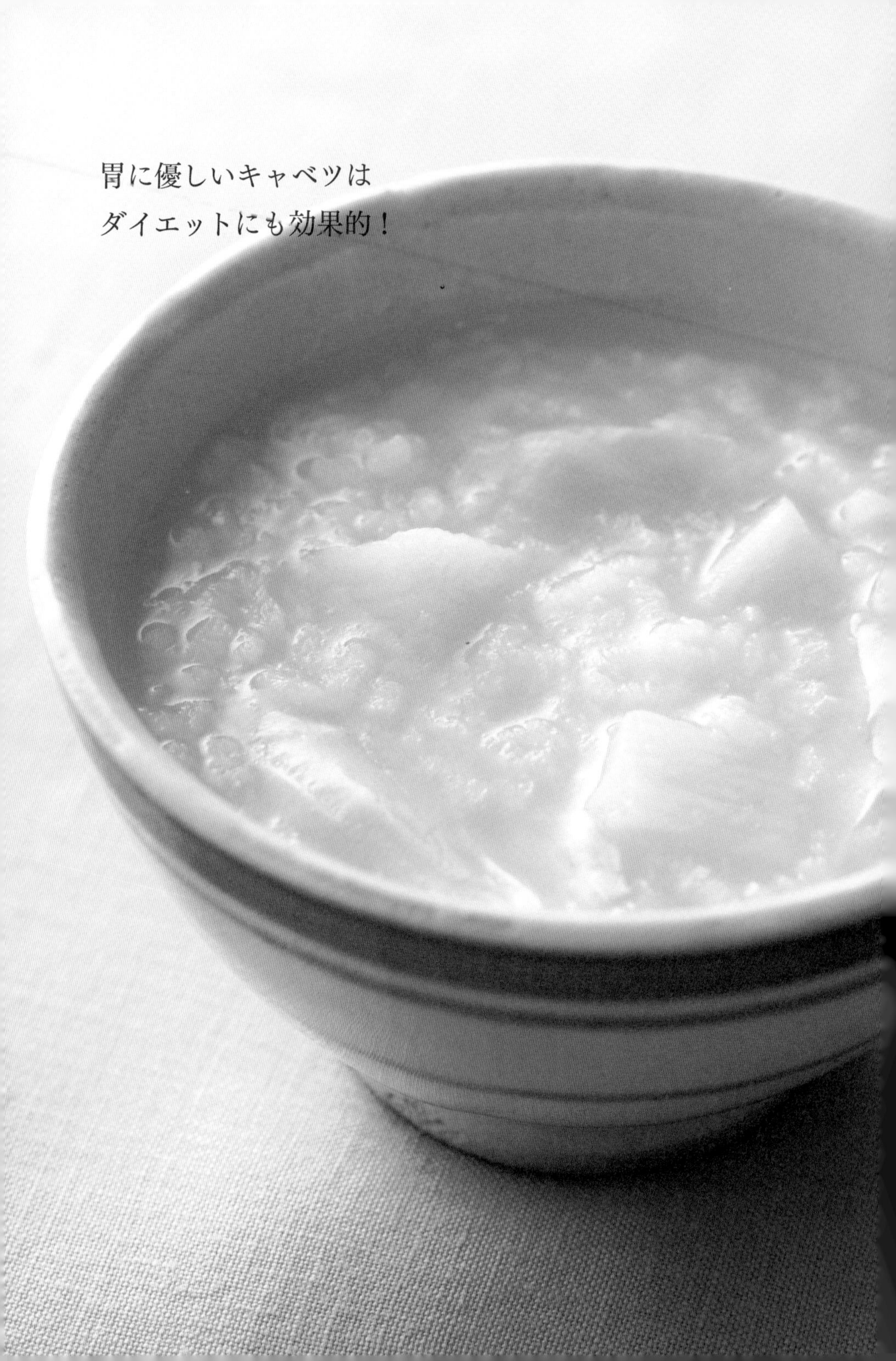

長いもとキャベツのジャスミンがゆ

材料［2人分］

米 ＝＝ 75g

ジャスミン（食用花がなければお茶でもよい）＝＝ 7g

長いも ＝＝ 40g

キャベツ ＝＝ 10g

塩 ＝＝ 小さじ¼

水 ＝＝ 600mℓ

作り方

① 米は洗い、たっぷりの水(分量外)を入れて一晩浸水させ、ざるに上げる。
長いもは皮をむき1cm角に、キャベツは2cm角に切る。
ジャスミンはお茶パックに入れる。

② 鍋に米、ジャスミンのパック、水600mℓを入れて中火にかける。沸騰したらへらで鍋底をこそげるように混ぜ、吹きこぼれないように蓋をしてずらして、弱火で20分煮る。時々かき混ぜる。

③ ジャスミンのパックを取り出し、長いもとキャベツを加えて10分煮て、塩を加え味をととのえる。

□ この組み合わせのおかゆは…

ジャスミンの芳香が食欲をそそるので、脾《ひ》が整い、健康に導きます。脾、肺、腎を元気にして、吸収した栄養分を全身に運ぶことを強化します。

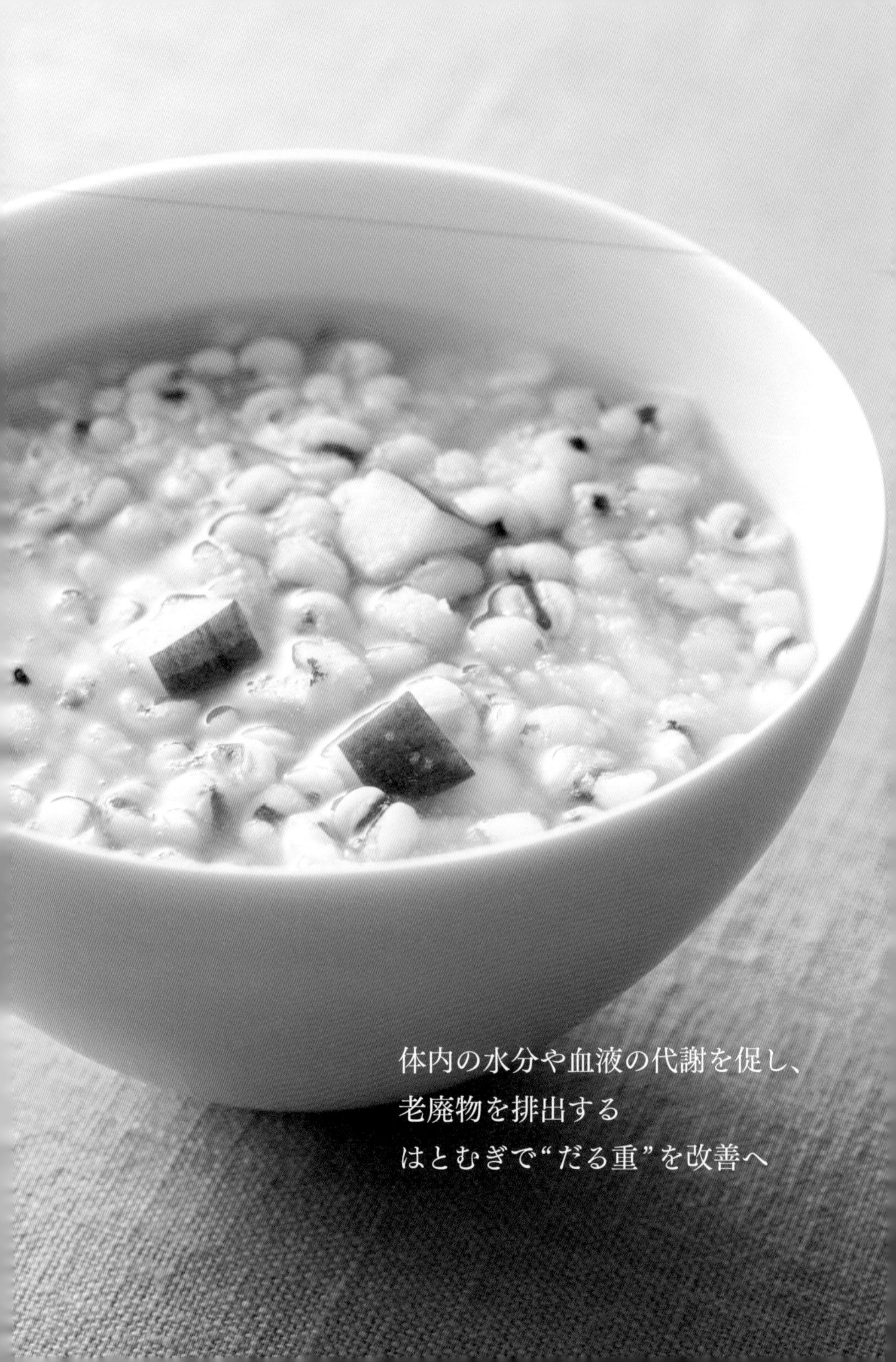

体内の水分や血液の代謝を促し、
老廃物を排出する
はとむぎで“だる重”を改善へ

長いもとりんごのはとむぎがゆ

材料［2人分］
はとむぎ ＝ 50g
長いも ＝ 50g
りんご ＝ 10g
塩 ＝ 小さじ1/4
水 ＝ 1200mℓ

作り方

① はとむぎはよく洗い、水1200mℓを入れて一晩浸水させる。
長いもは皮をむいてすりおろし、りんごは1㎝角に切る。

② 鍋に①のはとむぎと水を入れて中火にかける。沸騰したらへらで鍋底をこそげるように混ぜ、吹きこぼれないように蓋をずらして、弱火で２時間煮る。時々かき混ぜる。

③ 長いも、りんごを加えて5分煮て、塩を加えて味をととのえる。

□ この組み合わせのおかゆは…

強い滋養強壮の効果をもつ長いもと体内の余分な水分を取り除き気を補う働きのあるはとむぎのおかゆ。弱った脾《ひ》を強化し、胃に栄養を与え、気《き》・血《けつ》・水《すい》を整え、健康的なからだへと導きます。

臓活を続ければ不調は癒やされる

尹先生の五臓を活かす、生活法

朝

五臓六腑は、一日の中でそれぞれ活発に働くタイミングがあります。それぞれの活動時間を意識しながら生活すると、からだもこころも楽になります！

5:30AM　起床

肺を養生するのは3:00〜5:00AMの時間帯。その間はじっくり睡眠を取りましょう。気《き》・血《けつ》が五臓に分配するのもこの時間。5:00〜7:00AMは起床に適した時間。大腸の働きが活発になりやすいので、排便の時間ともいえます。

6:00AM　白湯を飲む

朝起きて深呼吸をしたらお湯を沸かし、沸騰したら弱火で20〜30分。通常の白湯は熱湯のお湯を50〜60℃まで温度が下がってから飲みますが、ミネラルウォーターを白湯と同じぐらい入れて飲むのが尹先生流。「熱すぎると食道にも悪いため、私の場合はお湯半分にミネラルウォーター半分で割ります」。次第に腸が動き、便通も良くなり、体温も上がります。胃への負担もないので、胃腸が弱い人にもおすすめです。

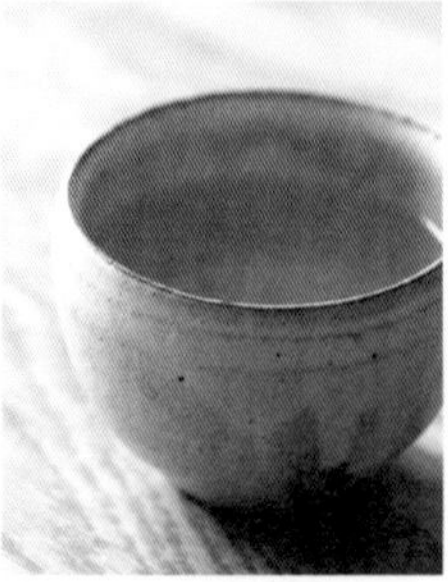

7:00AM 朝食(おかゆ)を摂る

7:00〜9:00AMは朝食を摂るべき時間帯。胃が活発に動き出し、消化を促します。この時間帯に朝食を摂らないと、一日のエネルギーが不足して五臓の動きも低下します。忙しくて具材が揃えられないときなどは、尹先生考案、コールドプレス製法の臓活茶をおかゆに入れてもいいでしょう。お茶漬けのように簡単にでき上がり、おいしいです。

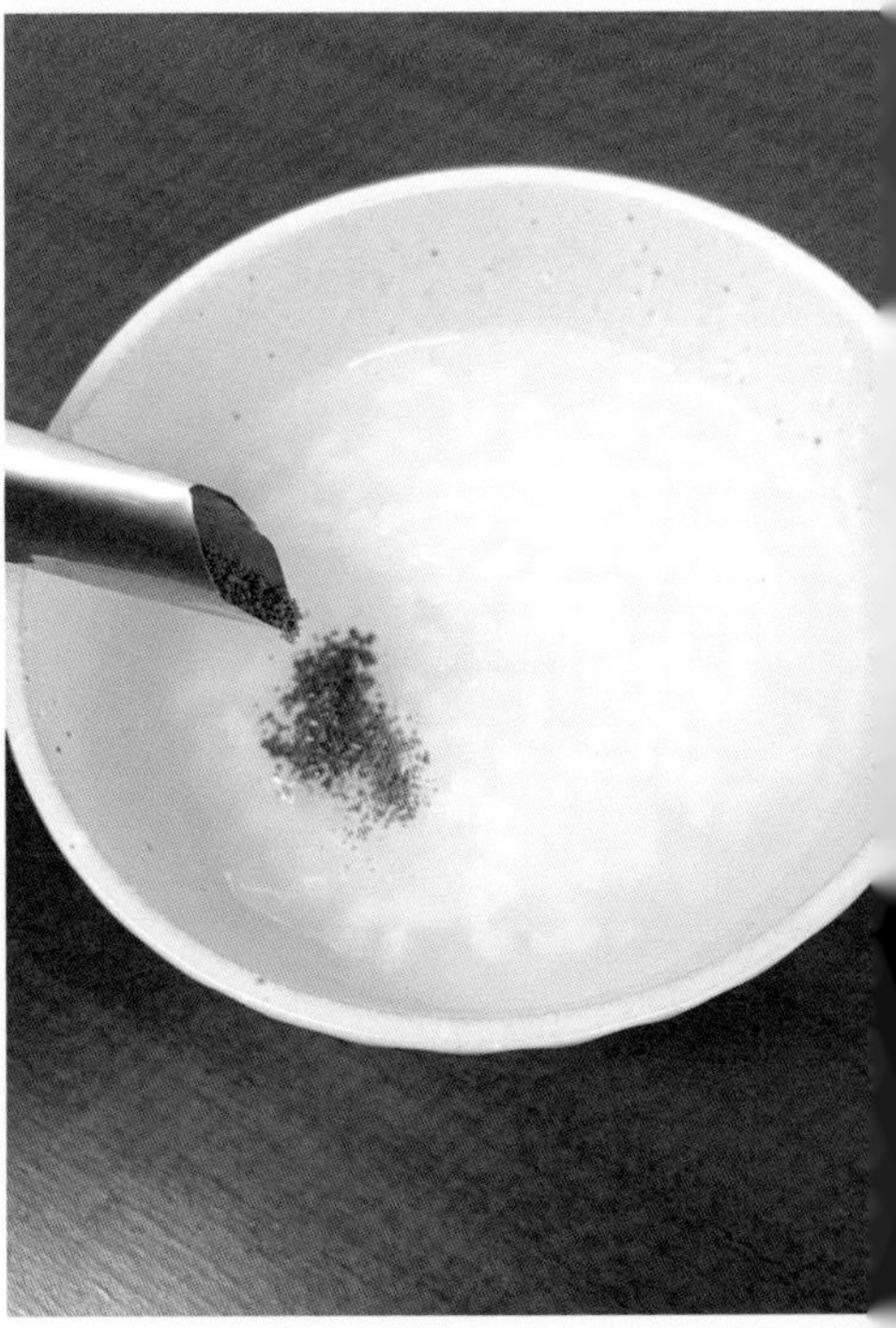

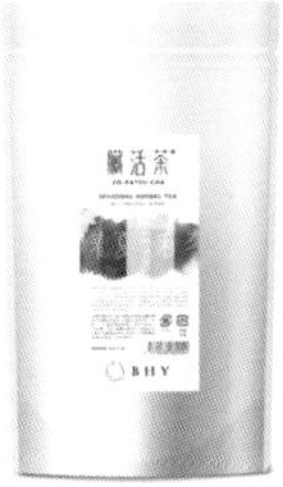

五つの臓にバランスよく働きかける。
臓活茶(1か月パック)¥22,500(BHY SHOP ☎03-6447-0585)

10:00AM メールのチェック、ミーティング

11:00AMまでにメールチェックを済ませます。11:00AM〜1:00PMは心《しん》を養生する時間帯。この時間にはミーティングなども終わらせましょう。活性化した心を養生するには目を閉じて10分ほど睡眠(休憩)を。

秋の季節

立秋から11月

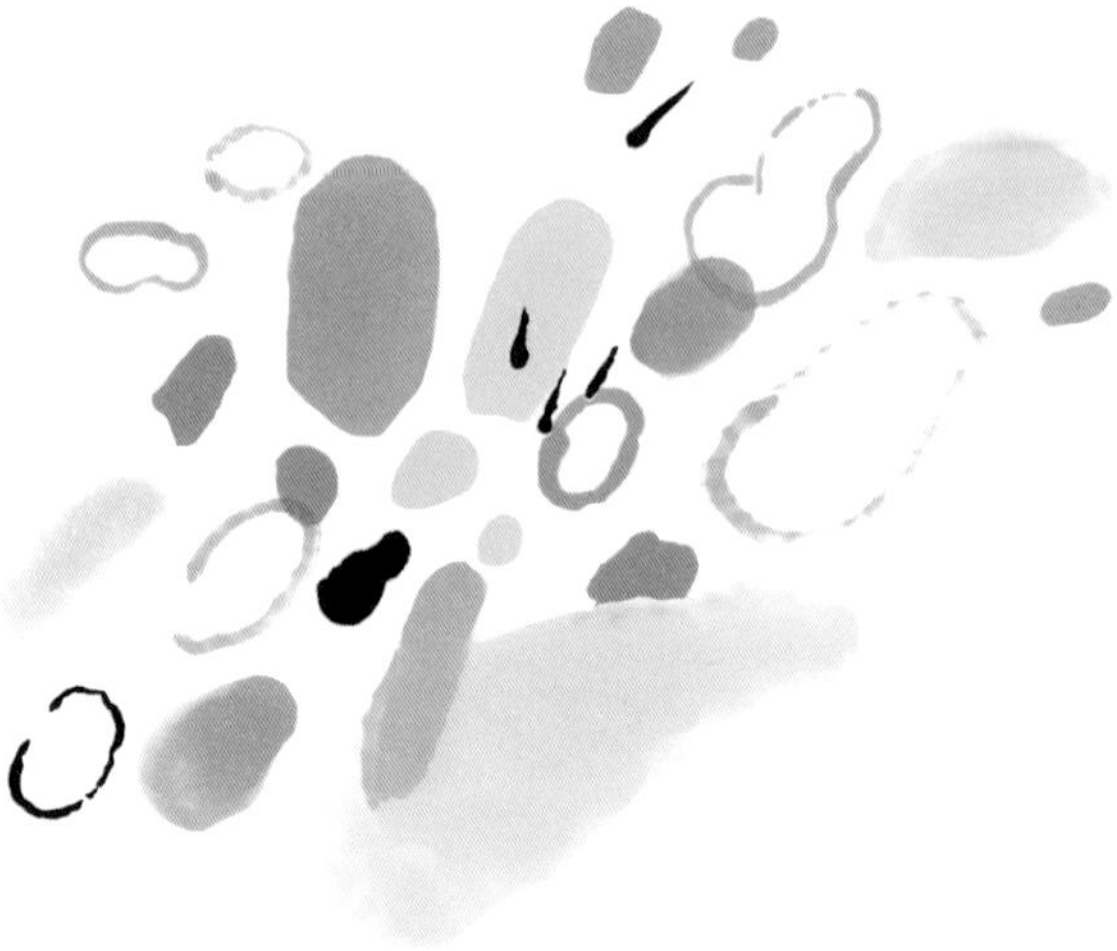

秋は肺の養生を

からだにとって重要な気《き》を司る働きの肺。呼吸を通じて、古い気を吐き出し、新鮮な気を取り入れて、からだの中の気を入れ替え、時に異物を取り除くフィルターの役目も担いますので、とにかく深呼吸をよくして清気をたっぷり吸いましょう。また、肺には体内の水を動かす働きもあり、余分な水分を汗として排出したり、不要になった体液を腎《じん》に引き下ろしたりします。乾燥によってのどや鼻の粘膜、皮膚表面も敏感になり、燥邪《そうじゃ》（乾燥した大気による障害）によって風邪をひきやすくなったりするので注意を。

□「肺」が弱ると

咳や喘息など呼吸器系の不調が起きやすくなります。肺は大腸と相関しているため、弱ると免疫力が落ち、アレルギーの原因にも！　また、肌や鼻、のどなどが乾燥し、便の水分が不足し、便秘にもなりがちに。

「肺」をよりよく活かす三か条

一 朝夕、窓を開けて、空気を入れ換える

二 深呼吸を習慣に

三 森林浴をする（木が多い公園など）

肺を活かすために
「呼吸を通じて、気を巡らせる」
食材を！

豆腐や白豆などの白い食材がおすすめ。
肺を癒やし、咳や喘息、便秘、肌の乾燥などを防ぎます。
また、わさびなど「辛み」のある食材は、
気や血を巡らせ熱や湿気を発散させます。

〈おすすめ食材〉

- 山いも
- 白菜
- 大根
- しそ
- 香菜（シャンツァイ）
- わさび
- いちじく
- 銀杏

など

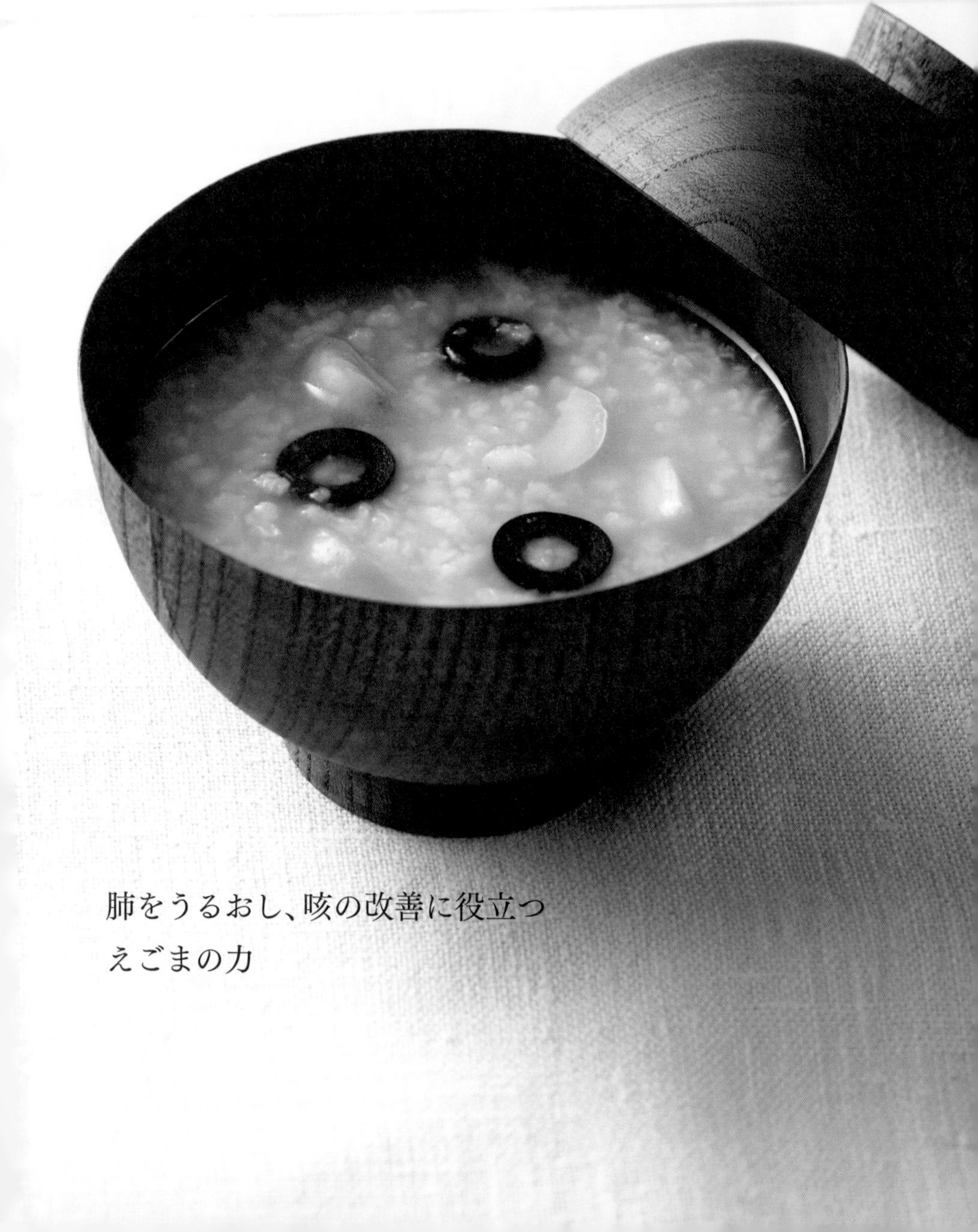

肺をうるおし、咳の改善に役立つ
えごまの力

えごまの出汁の効いた栗のおかゆ

材料［2人分］
米 ── 75g
えごま ── 12g
むき栗 ── 6g
ブラックオリーブ(種抜き) ── 2g
塩 ── 小さじ¼
水 ── 800㎖

作り方

① 米は洗い、たっぷりの水(分量外)を入れて一晩浸水させ、ざるに上げる。
えごまは軽くいる。
栗は小さく切る。ブラックオリーブは輪切りにする。

② 鍋にえごま、水800㎖を入れて中火にかけ、沸騰したら弱火で15〜20分煮出してこす。煮汁は使うので取っておく。

③ 鍋に米、②の煮汁(600㎖より少なければ水をたす)、栗を入れて中火にかける。沸騰したらへらで鍋底をこそげるように混ぜ、吹きこぼれないように蓋をずらして、弱火で30分煮る。時々かき混ぜる。

④ 塩を加えて味をととのえる。器に盛り、ブラックオリーブを散らす。

□ この組み合わせのおかゆは…

肺にうるおいを与えつつ、気を下ろす性質があるおかゆ。冷気による邪気が皮膚の表面で滞ることを防ぎ、色素沈着やかゆみの予防や美白作用も！

黒ごまの力で
アンチエイジングを目指して！

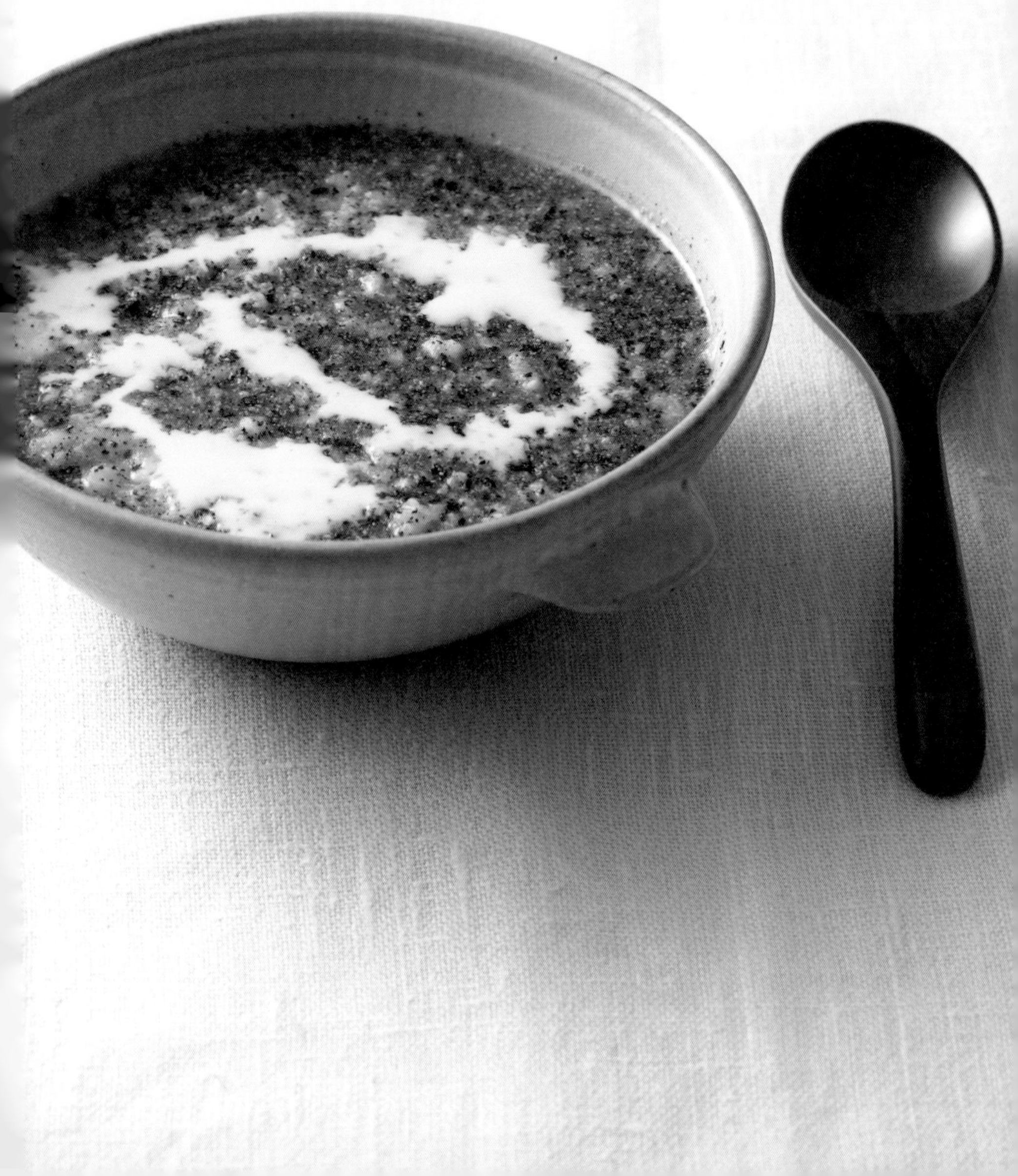

黒ごまの豆乳かゆ

材料［2人分］
米 ══ 75g
黒ごま ══ 40g
塩 ══ 小さじ¼
水 ══ 600mℓ
豆乳 ══ 10mℓ

作り方

① 米は洗い、たっぷりの水（分量外）を入れて一晩浸水させ、ざるに上げる。
黒ごまは軽くいって、すりつぶす。

② 鍋に米、水600mℓを入れて中火にかける。沸騰したらへらで鍋底をこそげるように混ぜ、吹きこぼれないように蓋をずらして、弱火で30分煮る。時々かき混ぜる。

③ 黒ごまを加えて混ぜ、塩を加えて味をととのえる。器に盛り、豆乳をかける。

□ この組み合わせのおかゆは…

エネルギー補給のほか、肌や髪の乾燥といった悩みや、便秘、めまいなどのトラブルの改善も期待できます。高いアンチエイジング効果がある黒ごまが入っているので、肌・髪などの老化が気になる人にもおすすめです。

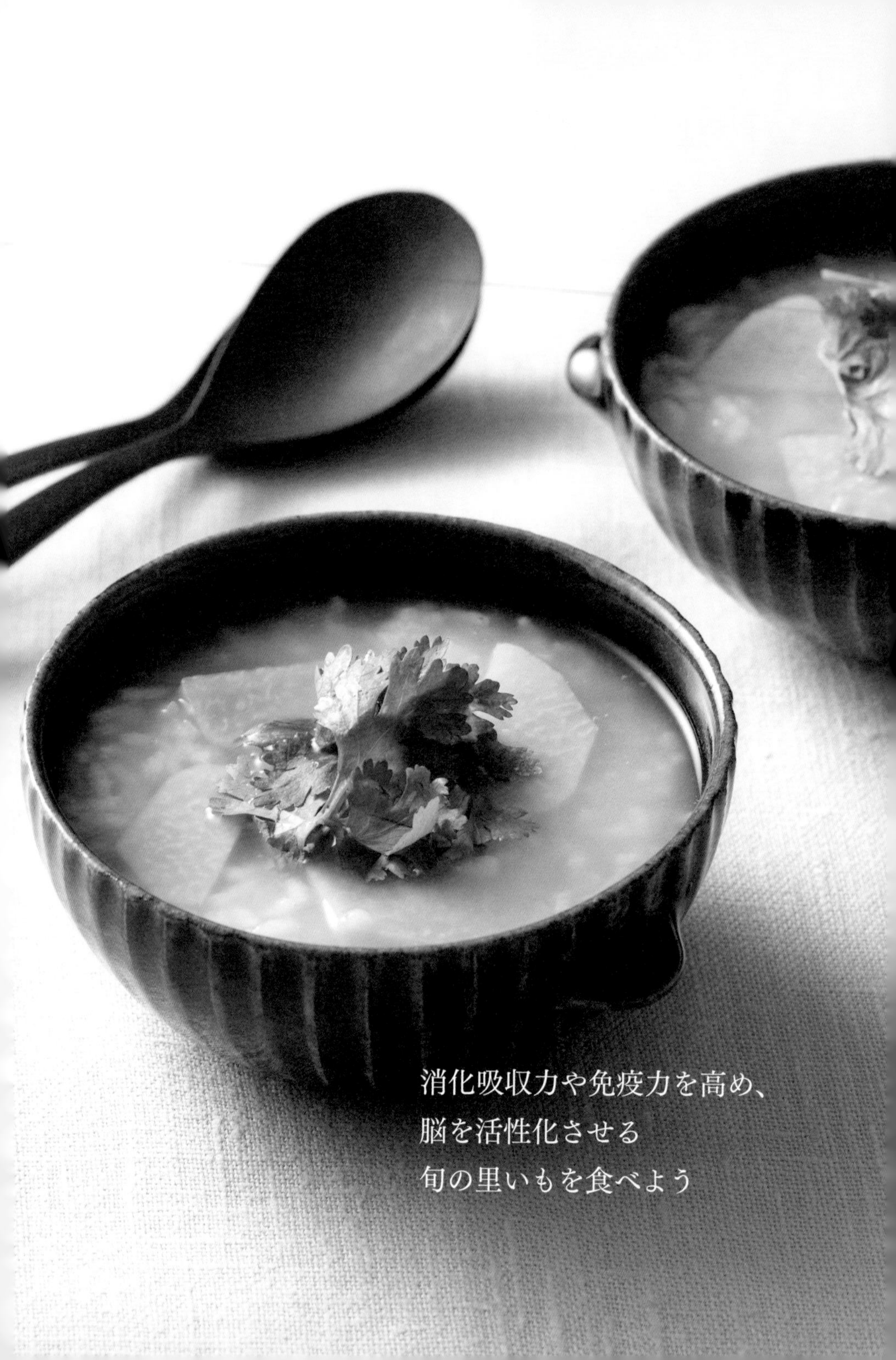

消化吸収力や免疫力を高め、
脳を活性化させる
旬の里いもを食べよう

里いもと香菜のおかゆ

材料［2人分］
米 ＝ 50g
里いも ＝ 250g
香菜（シャンツァイ） ＝ 7g
塩 ＝ 小さじ¼
水 ＝ 600mℓ

作り方

① 米は洗い、たっぷりの水（分量外）を入れて一晩浸水させ、ざるに上げる。
里いもは皮をむき、一口大の乱切りにする。
香菜は2㎝ほどに切る。

② 鍋に米、里いも、水600mℓを入れて中火にかけ、沸騰したらへらで鍋底をこそげるように混ぜ、吹きこぼれないように蓋をずらして、弱火で30分煮る。時々かき混ぜる。

③ 塩を加えて味をととのえる。器に盛り、香菜をのせる。

□ この組み合わせのおかゆは…

肺の虚により起きる喘息や、腸が弱って起きるゴロゴロ便が気になるとき、皮膚が乾燥でシワっぽいときなどにおすすめのおかゆ。腸をうるおし便通をよくするほか、香菜には呼吸器系の機能を高める作用も！

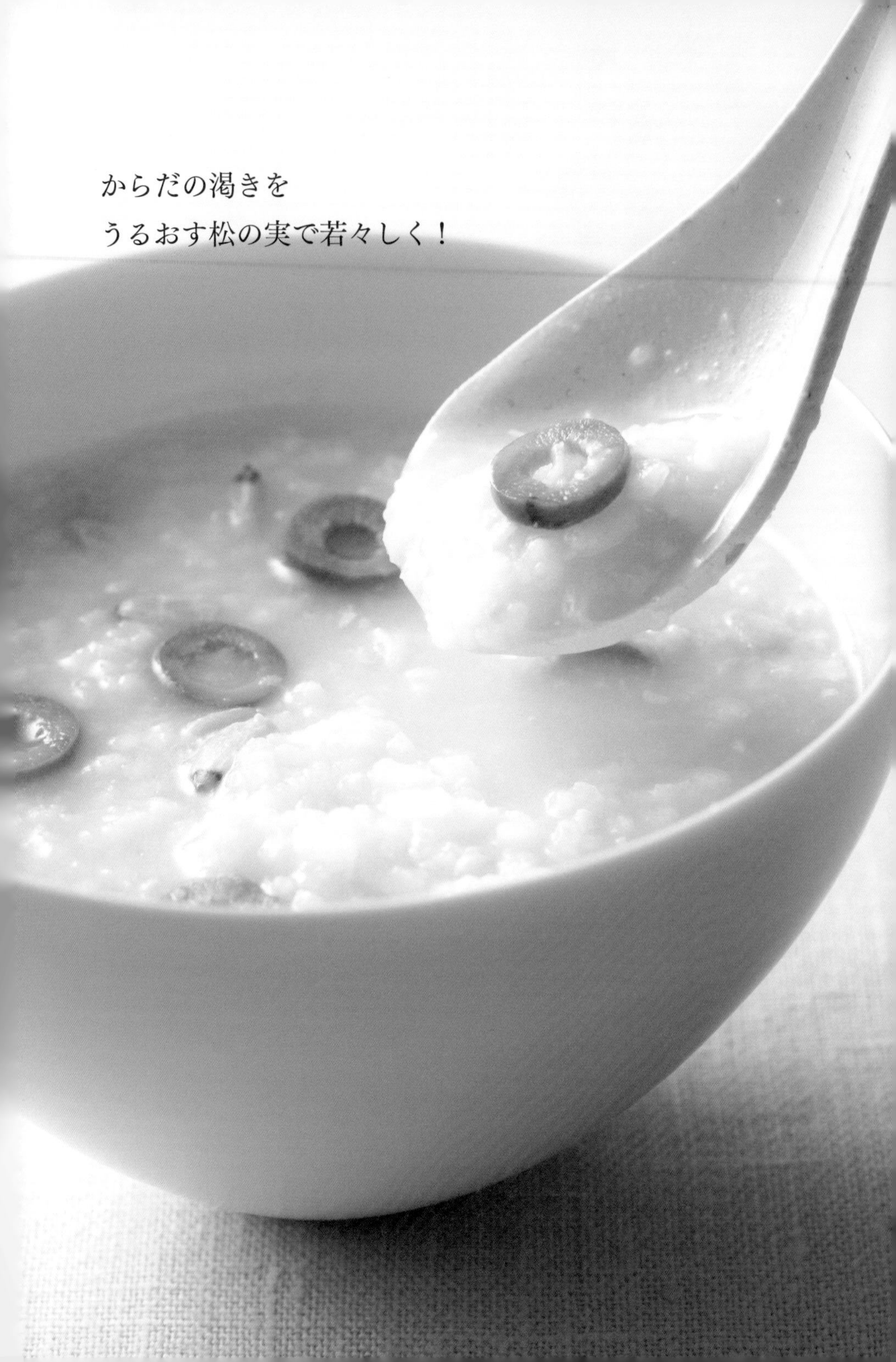

からだの渇きを
うるおす松の実で若々しく！

松の実とオリーブのおかゆ

材料［2人分］
米 ＝ 75g
松の実 ＝ 15g
グリーンオリーブ（種抜き） ＝ 8g
塩 ＝ 小さじ¼
水 ＝ 600㎖

作り方

① 米は洗い、たっぷりの水（分量外）を入れて一晩浸水させ、ざるに上げる。
松の実は軽くいってつぶす。
グリーンオリーブは輪切りにする。

② 鍋に米、松の実、水600㎖を入れて中火にかける。沸騰したらへらで鍋底をこそげるように混ぜ、吹きこぼれないように蓋をずらして、弱火で30分煮る。時々かき混ぜる。

③ 塩を加えて味をととのえる。器に盛り、グリーンオリーブをのせる。

□ この組み合わせのおかゆは…

からだの中の（特に肺）乾燥をうるおす働きがあり、水分不足からくる咳や慢性便秘、めまいの解消に有効といわれるおかゆ。また、肌や髪の毛に潤いを与えてくれます。

※軟便傾向の高齢者は控えましょう。

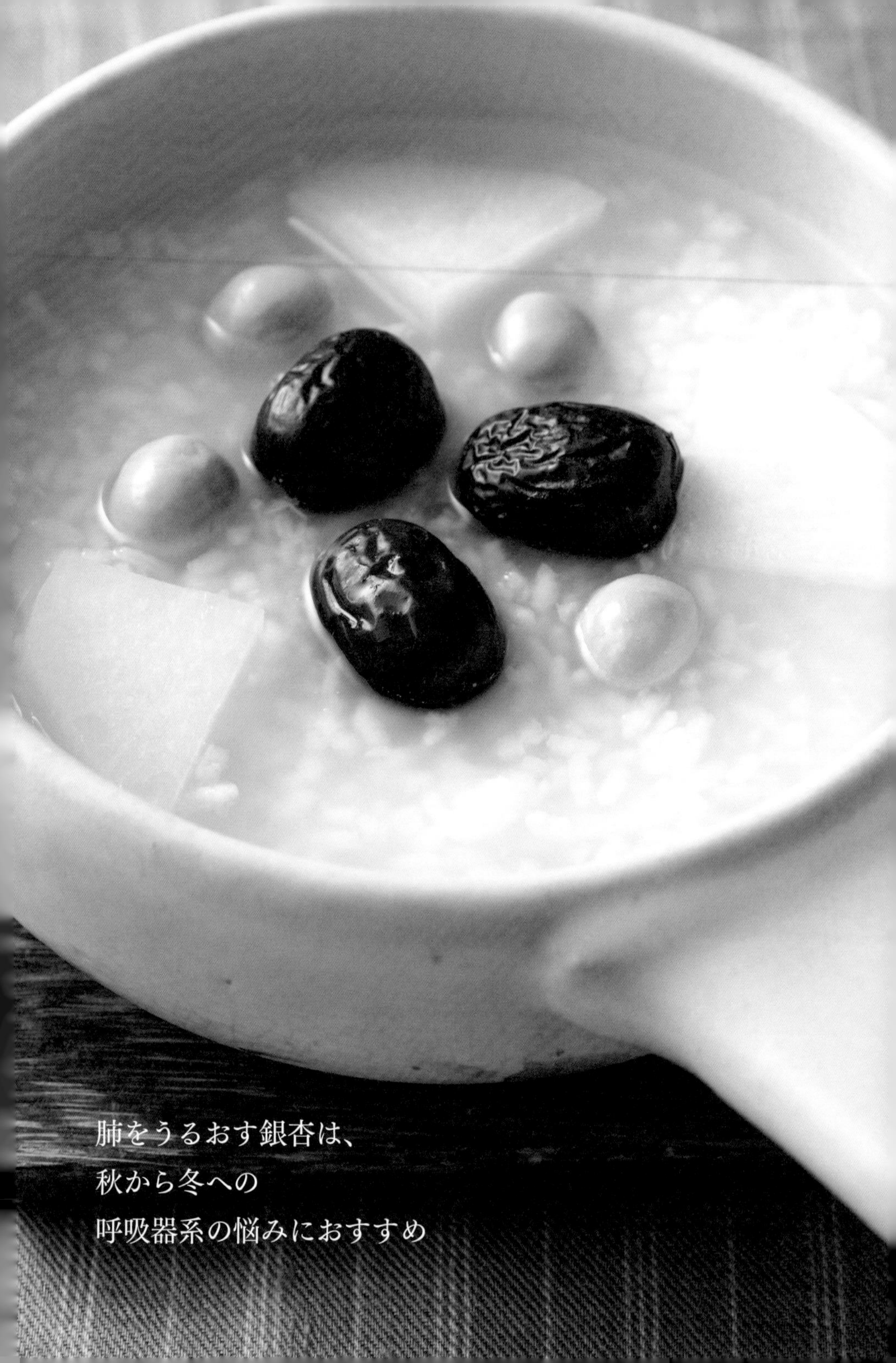
肺をうるおす銀杏は、
秋から冬への
呼吸器系の悩みにおすすめ

銀杏となつめのおかゆ

材料［2人分］
米 ＝ 75g
銀杏 ＝ 8〜12個
なつめ ＝ 6〜14個
大根 ＝ 8g
塩 ＝ 小さじ¼
水 ＝ 800mℓ

作り方

① 米は洗い、たっぷりの水(分量外)を入れて一晩浸水させ、ざるに上げる。
銀杏は殻をむき、ゆでて薄皮をむく。
大根はいちょう切りにする。

② 鍋に米、銀杏となつめ、大根、水800mℓを入れて中火にかける。沸騰したらへらで鍋底をこそげるように混ぜ、吹きこぼれないように蓋をずらして、弱火で30分煮る。時々かき混ぜる。

③ 塩を加えて味をととのえる。

□ この組み合わせのおかゆは…

肺を補い、気を温める作用のあるおかゆ。咳を止め、痰を除去し、疲労を回復させます。動悸、顔がくすみツヤがない、つい浅い呼吸になってしまう人にもおすすめです。

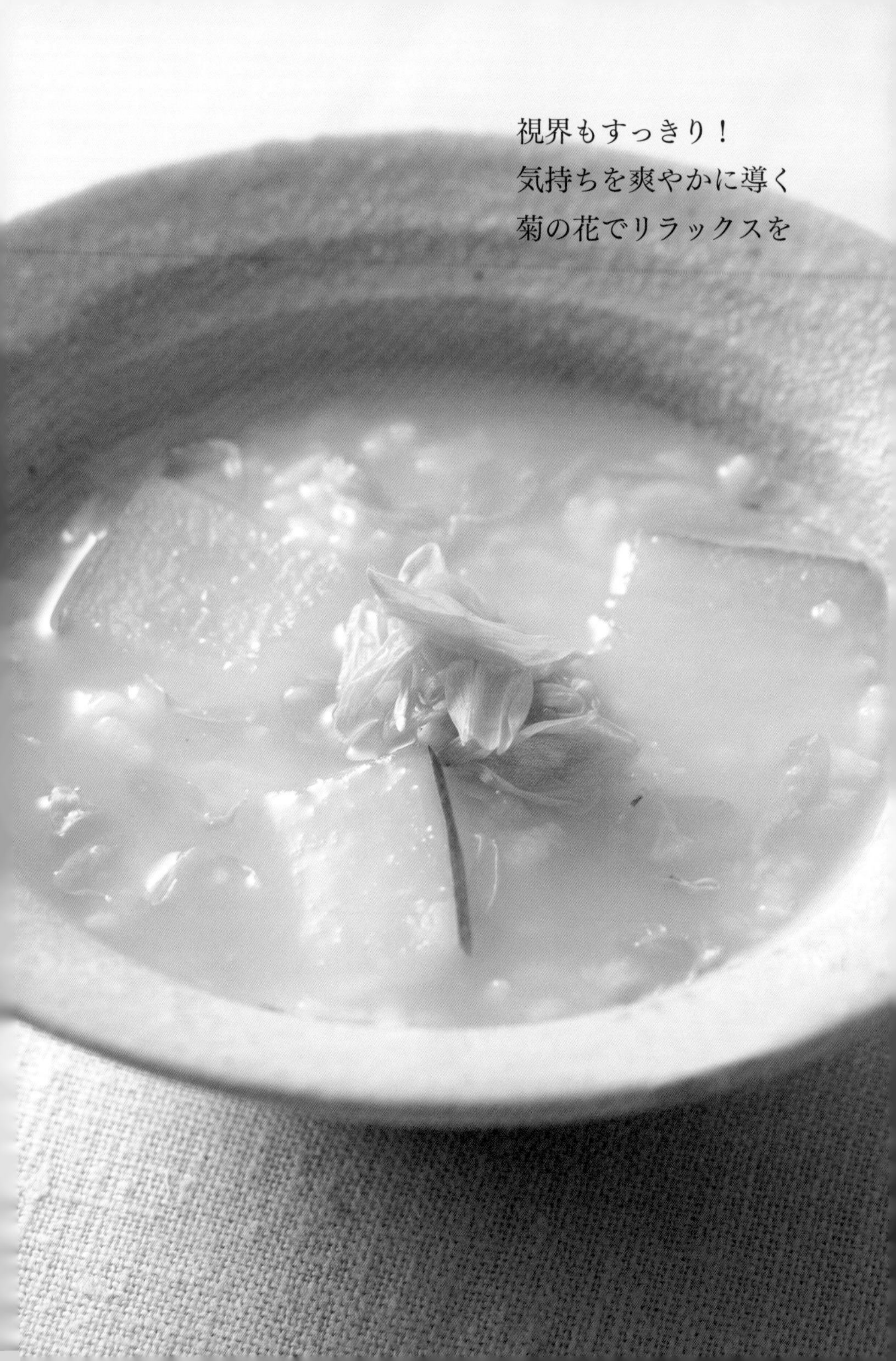

視界もすっきり！
気持ちを爽やかに導く
菊の花でリラックスを

菊の花と冬瓜のおかゆ

材料［2人分］
米 ══ 75g
食用菊 ══ 7g
冬瓜 ══ 8g
塩 ══ 小さじ¼
水 ══ 600㎖

作り方

① 米は洗い、たっぷりの水（分量外）を入れて一晩浸水させ、ざるに上げる。
冬瓜は薄くスライスする。食用菊の花びらをガクから取り外す。

② 鍋に米、水600㎖を入れて中火にかける。沸騰したらへらで鍋底をこそげるように混ぜ、吹きこぼれないように蓋をずらして、25分煮る。時々かき混ぜる。

③ 冬瓜を加えて5分煮たら、食用菊を加えて1分煮て、塩で味をととのえる。

□ この組み合わせのおかゆは…

初期の風邪やのどの腫れや痛みに力を発揮し、スマホやパソコンの使いすぎによる目の充血、かすみ目などにも効果があるといわれています。また、ストレスで頭がモヤモヤするとき、のどが渇く際にもおすすめです。

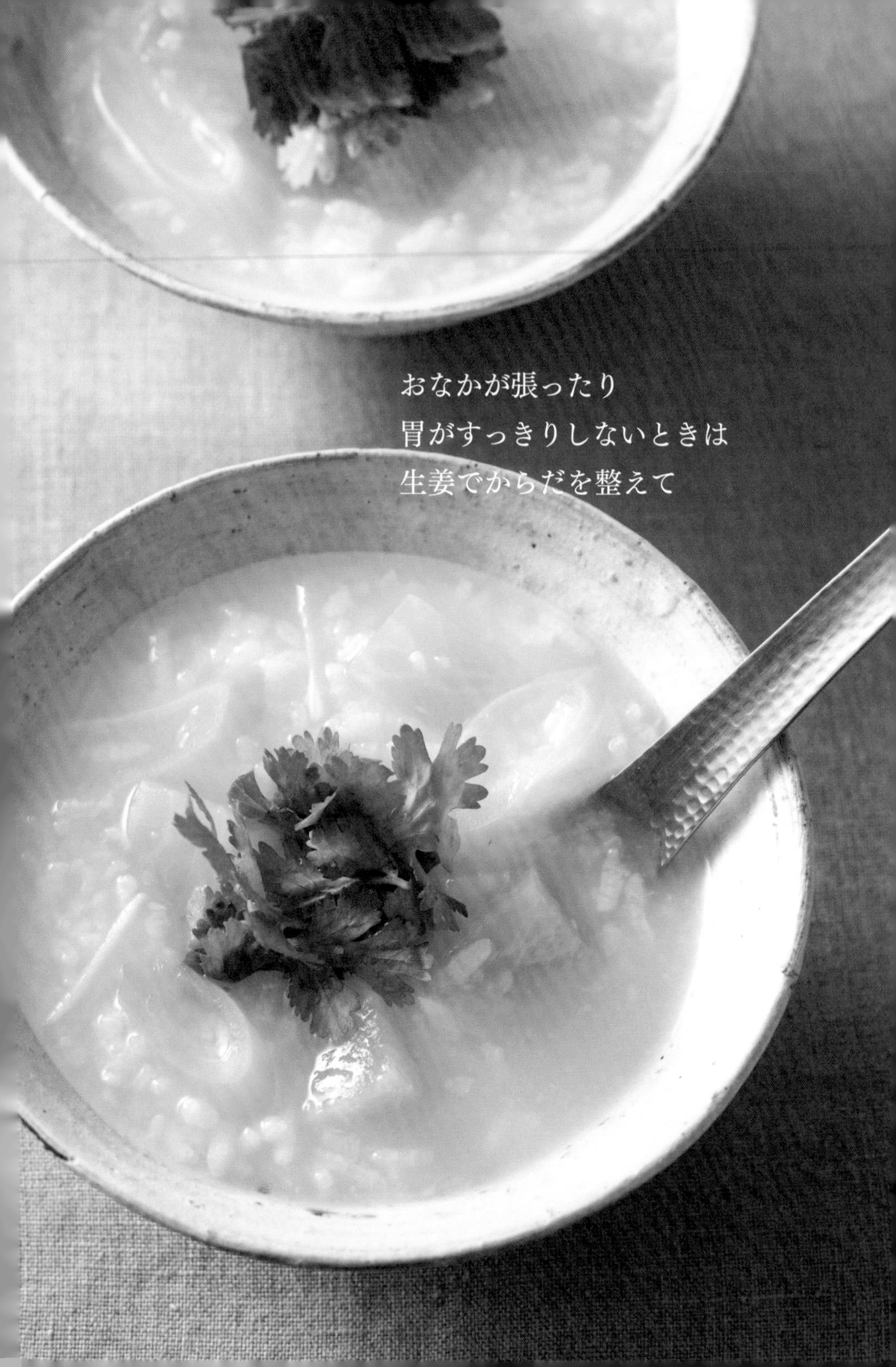

おなかが張ったり
胃がすっきりしないときは
生姜でからだを整えて

大根と生姜の出汁おかゆ

材料［2人分］
米 ═ 75g
生姜 ═ 4g
大根 ═ 50g
長ねぎ ═ 7g
香菜(シャンツァイ) ═ 7g
塩 ═ 小さじ¼
水 ═ 600㎖

作り方

① 米は洗い、たっぷりの水(分量外)を入れて一晩浸水させ、ざるに上げる。
大根は1㎝角に切り、生姜はせん切りにする。
長ねぎは薄切りにし、香菜は2㎝長さに切る。

② 鍋に米と大根、生姜、水600㎖を入れて中火にかける。沸騰したらへらで鍋底をこそげるように混ぜ、吹きこぼれないように蓋をずらして、弱火で30分煮る。時々かき混ぜる。

③ 長ねぎを加えて2〜3分煮、塩を加えて味をととのえる。器に盛り、最後に香菜をのせる。

□ この組み合わせのおかゆは…

寒さの邪気による風邪の場合に寒邪を追い出し、肺の機能を高めてくれる組み合わせで、免疫力を高めてくれます。また、大根は体内の余分な熱を取り、肺をうるおす作用もあります。

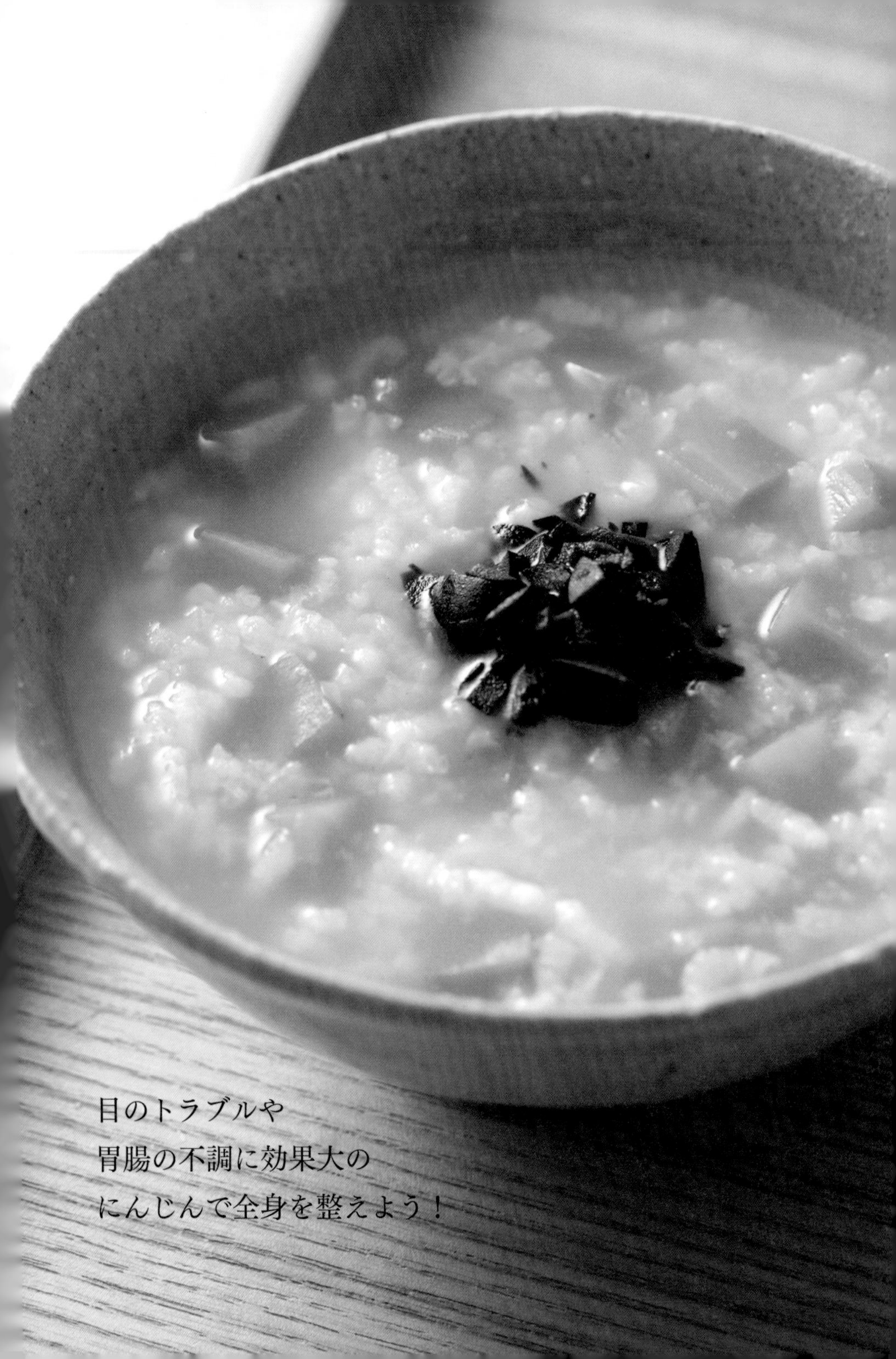

目のトラブルや
胃腸の不調に効果大の
にんじんで全身を整えよう！

にんじんとオリーブのおかゆ

材料［2人分］
米 ═ 75g
にんじん ═ 150g
ブラックオリーブ(種抜き) ═ 20g
塩 ═ 小さじ¼
水 ═ 600mℓ

作り方

① 米は洗い、たっぷりの水(分量外)を入れて一晩浸水させ、ざるに上げる。
にんじんは1cm角に切る。
ブラックオリーブはみじん切りにする。

② 鍋に米とにんじん、水600mℓを入れて中火にかける。沸騰したらへらで鍋底をこそげるように混ぜ、吹きこぼれないように蓋をずらして、弱火で30分煮る。時々かき混ぜる。

③ 塩を加えて味をととのえる。器に盛って、ブラックオリーブをのせる。

回 この組み合わせのおかゆは…

にんじんには視力低下や目の乾燥を予防する効果があるといわれています。また、肺気を収斂させ咳を止めるほか、肌の乾燥、唇のひび割れなどを抑える作用も。消化も促進してくれます。

臓活を続ければ不調は癒やされる

尹先生の五臓を活かす、生活法

夜

五臓六腑は季節だけではなく時間の流れとも連動しています。朝起きてから夜眠りにつくまで、どう過ごしたかが、あなたのからだやこころを作るのです。

4:00PM 仕事に集中

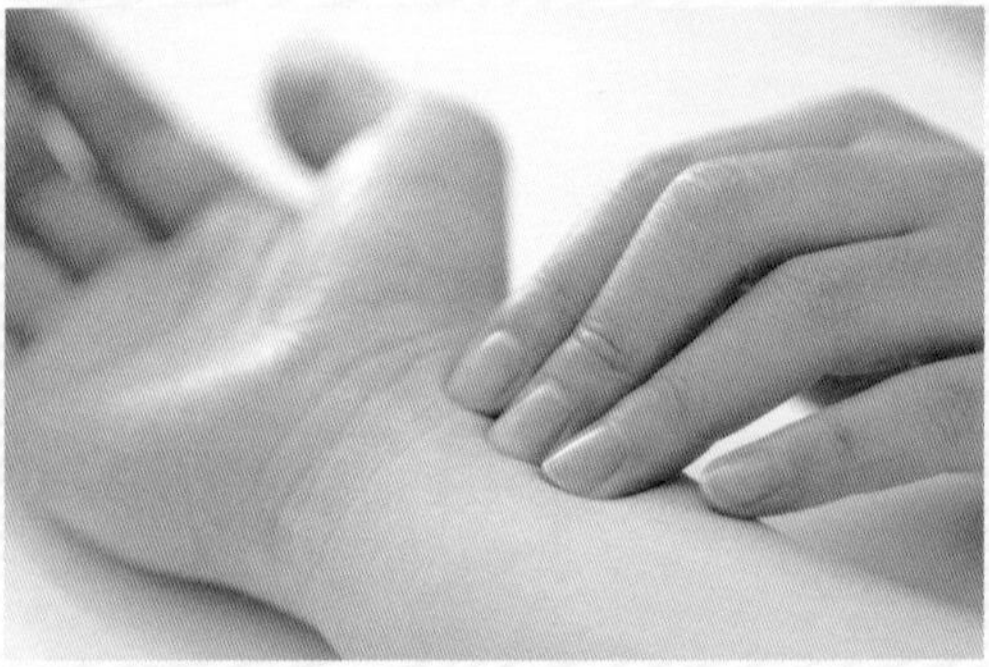

3:00〜5:00PMは腎とペアで膀胱が働く時間帯。一日の中でも仕事や勉強にもっとも集中できる時。ただし、尿意を感じたら、我慢せずにトイレに行きましょう。

6:30PM 夕食の時間

精(生命の素)を貯める蔵《くら》である腎が活発になるのは5:00〜7:00PMの間。夕食は少し早くても、この時間がベスト。このあと、7:00〜9:00PMまでは消化にいい時間になります。

9:00PM 寝る準備

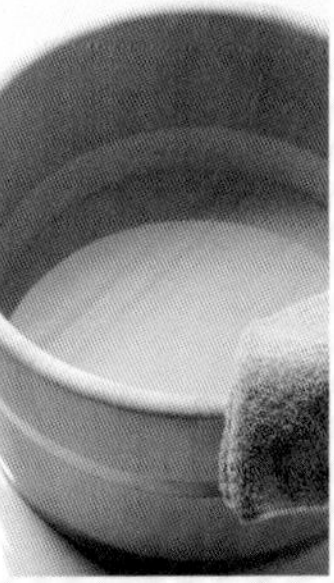

9:00～11:00PMは寝る準備の時間帯。お風呂に入ったりストレッチ(臟活トレーニング)をしたりして、からだをリラックスさせましょう。おすすめは足湯。42℃ぐらいの熱めのお湯で15分ほど足湯をします。足湯は五臓六腑にたまった邪気を出す、中医学の治療法。皮膚病、冷え、関節痛、女性疾患、不眠などの方におすすめです。

10:00PM 映画観賞

好きなことをする時間。私は映画が好きなので、疲れていないときは映画を見ます。

お客様で芸能人の方々のお芝居や映画・ドラマなどはしっかり見るようにしています。またプライベートでは『ワイルド・ストーム』『エージェント・マロリー』など、ハラハラドキドキするものをよく見ます。

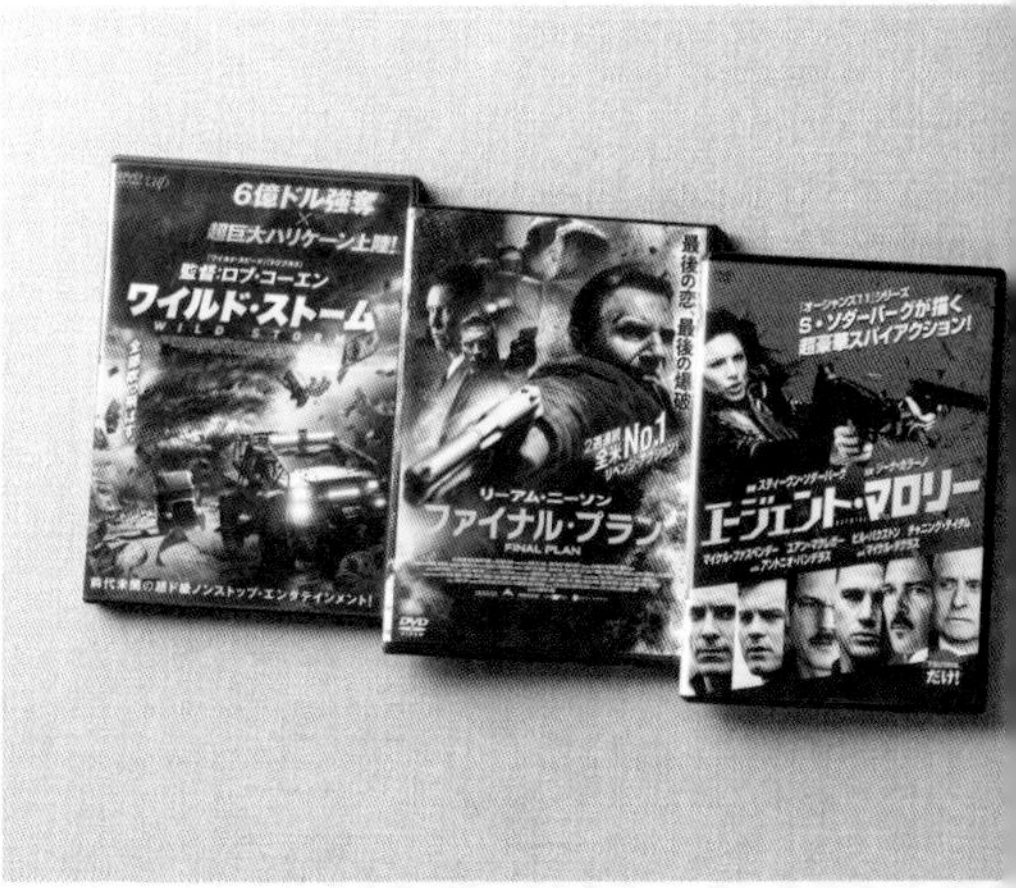

11:30PM 就寝

11:00PMからは胆《たん》が働き、胆汁の新陳代謝をする時間。この時間に寝ていないと顔色が悪くなる場合も。遅くても12:00AMまでには就寝を!

【冬の季節】

立冬から2月上旬まで

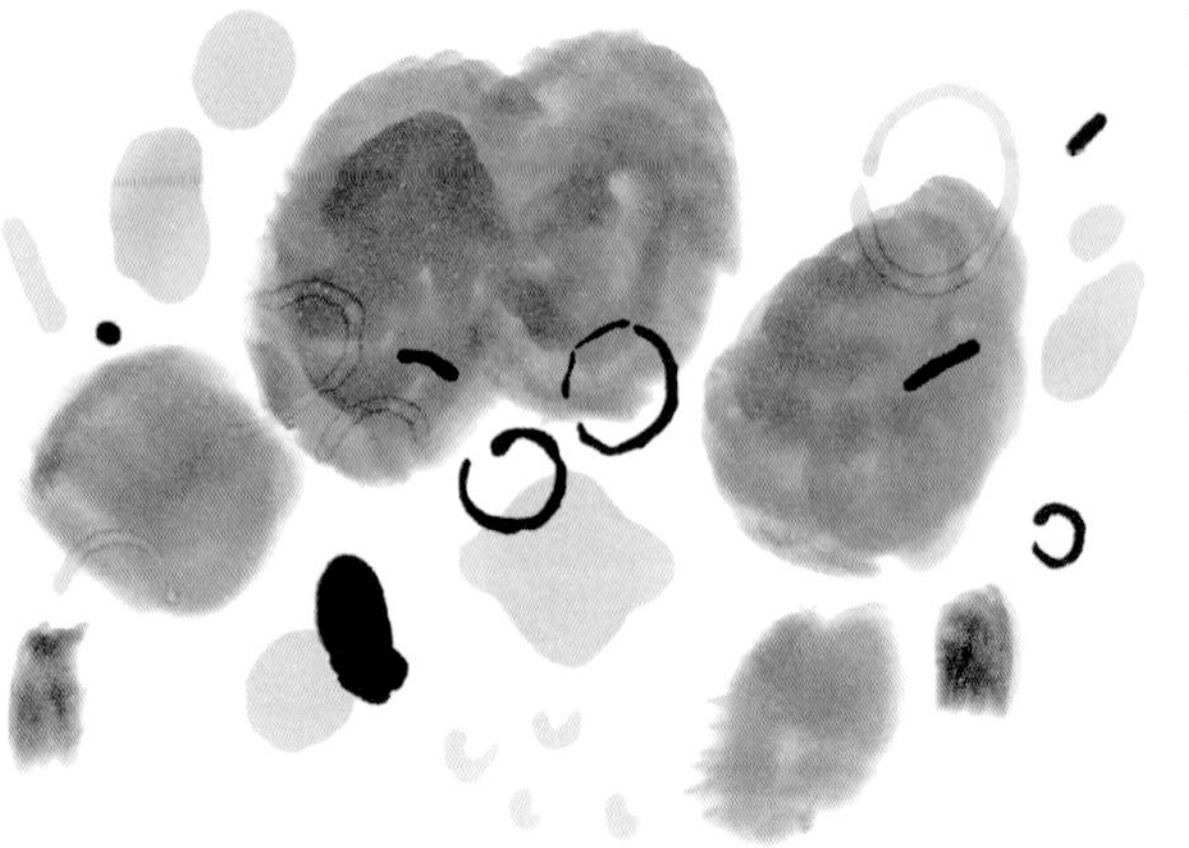

冬は腎《じん》の養生を

腎は成長や発育、生殖など、人間の活動に必要なエネルギーの貯蔵庫。また、水分代謝を行う臓であり、体内で使われた水は腎に運ばれ、利用できるものは再吸収し、不要なものは膀胱に運んで尿として排泄します。そのほか、からだの内側から温める働きにも関与するため、冷えやむくみの原因にも関わるほか、認知（腎は骨髄を司っていることから）機能にも関与しています。五行の関係から肺が弱まると慢性的に手足が冷え、腎の不調にもつながります。また、腎が弱ると成長や生殖など生命活動に支障が出ます。

□「腎」が弱ると

生殖などに支障が起こり、生理不順や不妊などを招いたり、老化が進みがちに。また、髪のパサつき、薄毛・白髪、骨や歯がもろくなるといったトラブルも。水分代謝が悪くなって、むくみや冷え、頻尿、肌のくすみなども生じます。

「腎」をよりよく活かす三か条

一　とにかくからだを冷やさず、トイレを我慢しない

二　早寝遅起きでしっかり寝る（徹夜しない）

三　足腰を鍛える

腎を活かすために「生きるエネルギーを貯める」食材を！

黒豆などの黒い食材。腎を養い、血やうるおいを補う働きがあります。
また、昆布などの「塩辛い味（鹹味《かんみ》）」の食べ物も腎の働きを高めるほか、
水分代謝を促す白菜、とうもろこしや、
からだを温めるラム肉などもおすすめです。

〈おすすめ食材〉

- くるみ
- 昆布
- 黒豆
- 黒ごま
- わかめ
- 海老
- ラム肉
- 牛肉
- 豚の腎臓（マメ）
- 山いも
- もち米

など

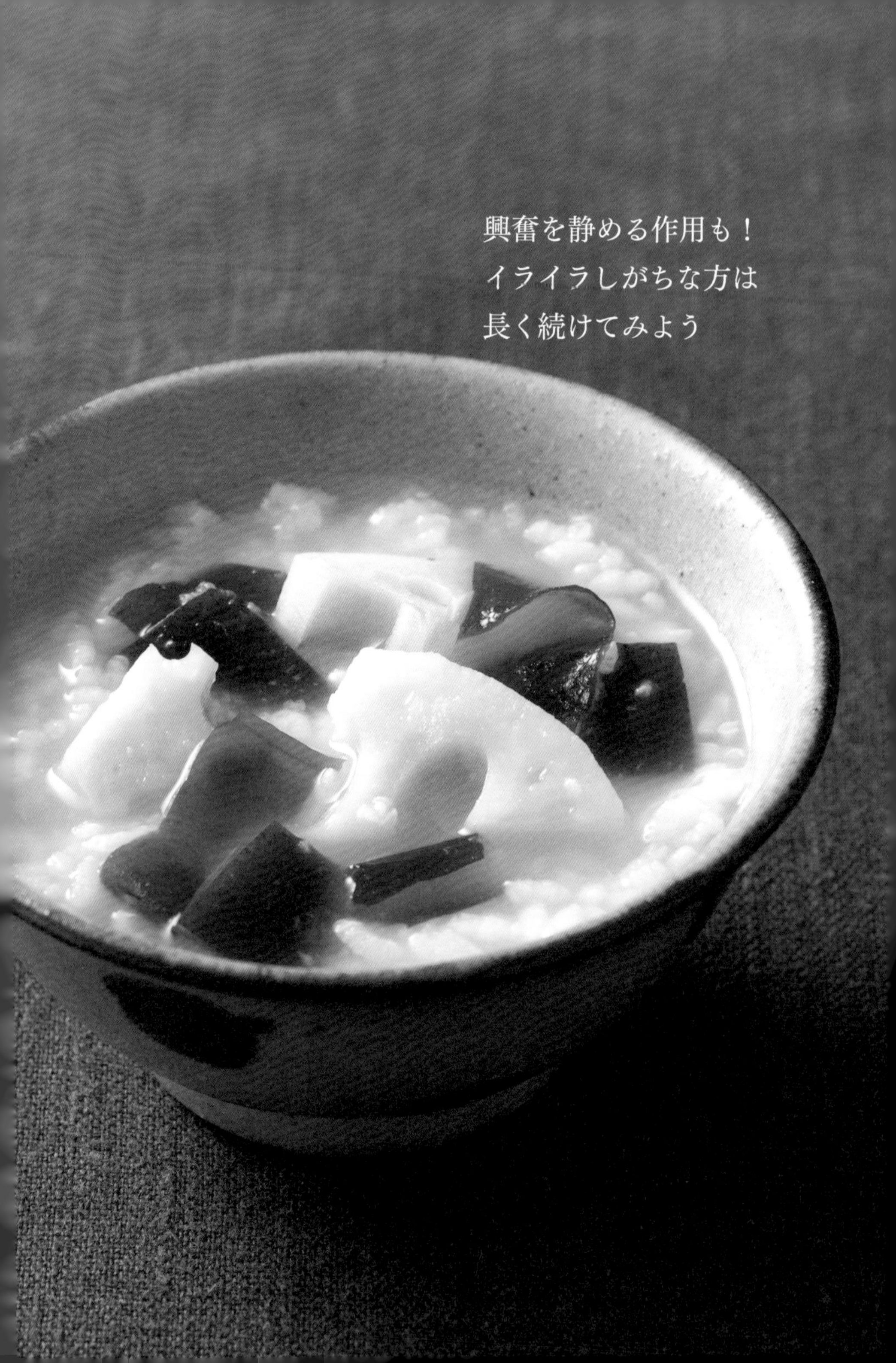

興奮を静める作用も！
イライラしがちな方は
長く続けてみよう

れんこんと昆布のおかゆ

材料［2人分］
米 ══ 75g
れんこん ══ 50g
昆布 ══ 5g
わかめ(ボイル) ══ 5g
氷砂糖 ══ 小さじ¼
水 ══ 700㎖

作り方

① 米は洗い、たっぷりの水(分量外)を入れて一晩浸水させ、ざるに上げる。
昆布は水700㎖に20分間つけておく。れんこんは小さめの乱切りにする。
わかめは一口大に切る。

② 鍋に米と①の昆布とつけた水、れんこんを入れて中火にかける。沸騰したらへらで鍋底をこそげるように混ぜ、吹きこぼれないように蓋をずらして、弱火で30分煮る。時々かき混ぜる。

③ わかめを加えて2〜3分煮て、氷砂糖を加えて味をととのえる。最後に昆布を取り出し、1㎝角に切って盛りつける。

□ この組み合わせのおかゆは…

冷えによる血《けつ》を補い、腎を補い、からだにうるおいを与えます。加齢による腰痛や膝痛を緩和し、正しい排尿に導くほか、病後の弱ったからだにもおすすめです。主に弱った腎を強く導き、心《しん》を落ち着かせ、筋肉や骨を養います。

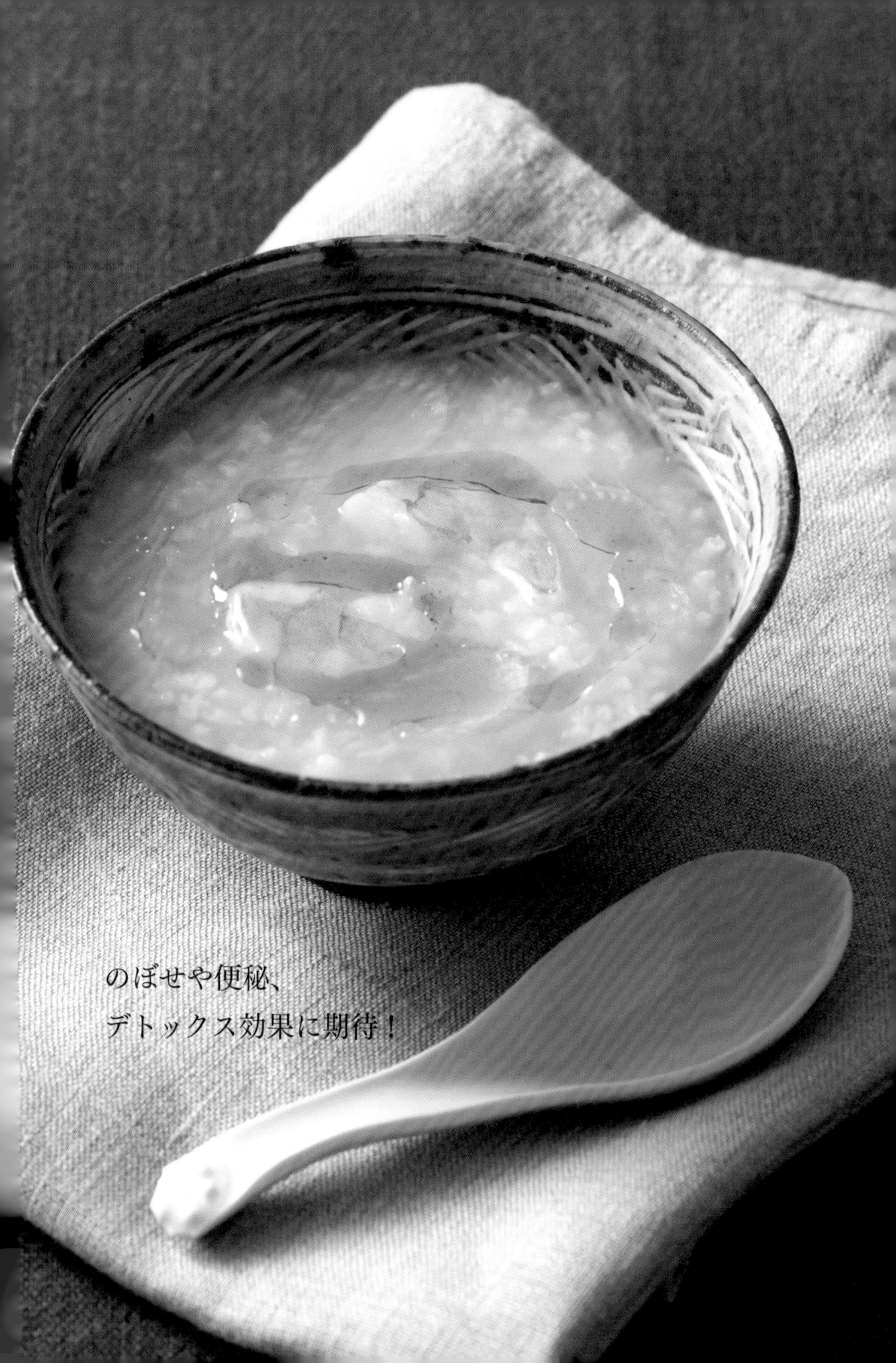

のぼせや便秘、
デトックス効果に期待！

セロリと海老のもち米おかゆ

材料［2人分］
もち米 ＝ 75g
セロリ ＝ 35g
むき海老 ＝ 10g
塩 ＝ 小さじ¼
ごま油 ＝ 少々
水 ＝ 700㎖

作り方

① もち米は洗い、たっぷりの水(分量外)を入れて一晩浸水させ、ざるに上げる。
セロリは薄切りにする。
むき海老は背わたを取り、食べやすい大きさに切る。

② 鍋にもち米、セロリ、水700㎖を入れて中火にかける。沸騰したらへらで鍋底をこそげるように混ぜ、吹きこぼれないように蓋をずらして、弱火で20分煮る。時々かき混ぜる。

③ むき海老を加えて10分煮て、塩を加えて味をととのえる。器に盛り、ごま油をかける。

□ この組み合わせのおかゆは…

余分な熱と水分を取り除く作用がある、脾《ひ》と腎を活性化させるおかゆです。腎の機能がよくない人や腰痛などの人にもおすすめです。

※冷えが強い人、血圧が低い人、アレルギーの人は控えめに。

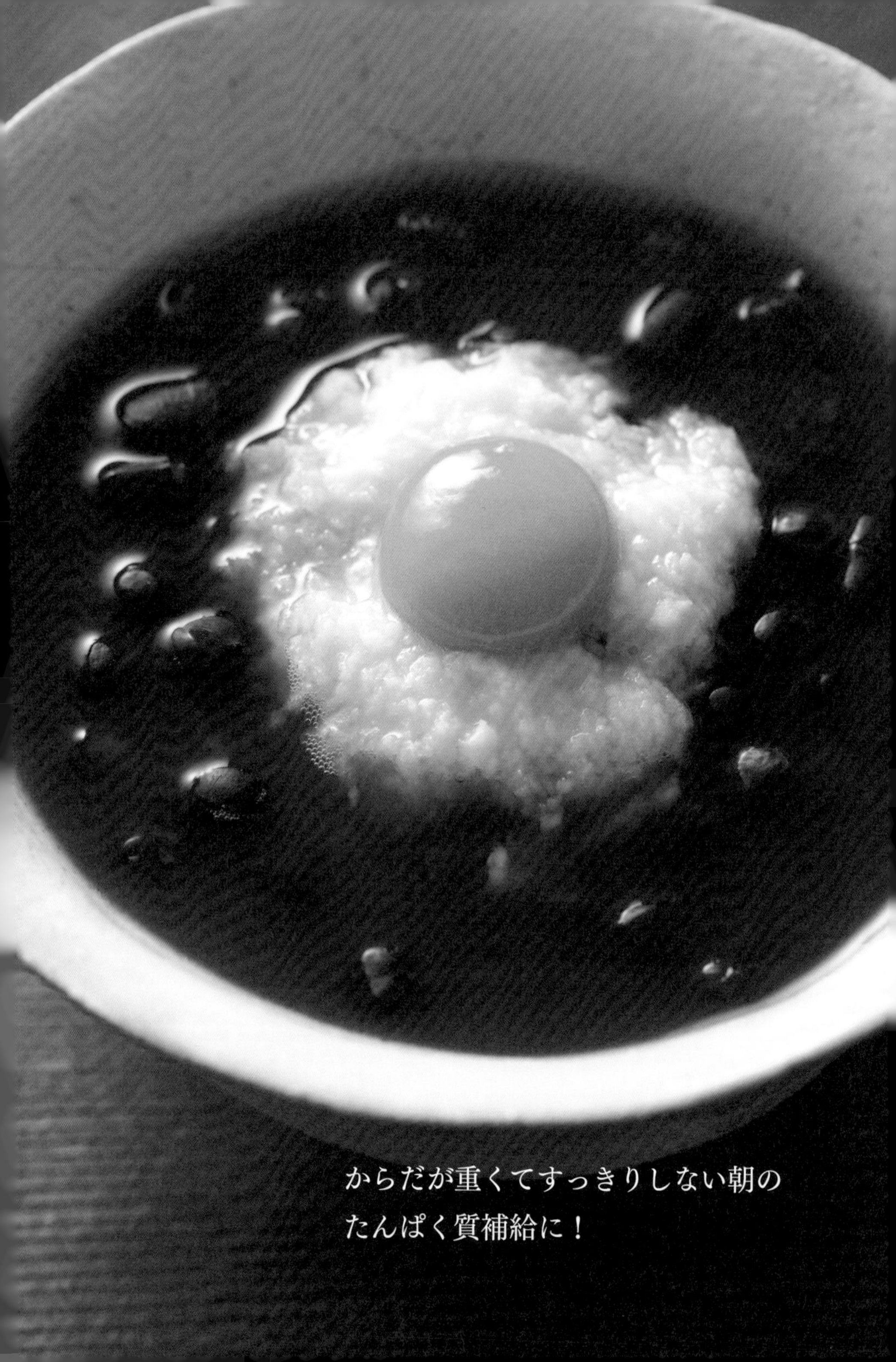

からだが重くてすっきりしない朝の
たんぱく質補給に！

長いもと卵黄をのせた小豆がゆ

材料［2人分］
小豆 ＝ 75g
長いも ＝ 75g
うずらの卵(卵黄のみ) ＝ 2個
砂糖 ＝ 小さじ¼
水 ＝ 800mℓ

作り方
① 小豆は洗って、ざるに上げる。
長いもは皮をむいてすりおろす。
② 鍋に小豆と水800mℓを入れて中火にかける。沸騰したらへらで鍋底をこそげるように混ぜ、吹きこぼれないように蓋をずらして、弱火で1時間30分煮る。時々かき混ぜる。
③ 砂糖を加えて味をととのえる。器に盛り、長いもとうずらの卵黄をのせる。

□ この組み合わせのおかゆは…

小豆の食物繊維が余分な水分を追い出すので、便秘、むくみや水によるだぶつきを改善するのに有効です。また、長いもにはからだをうるおす作用があるので、乾燥しやすい冬などには特におすすめ。倦怠感、食欲不振、痰が絡みやすいときに食べてほしい組み合わせです。

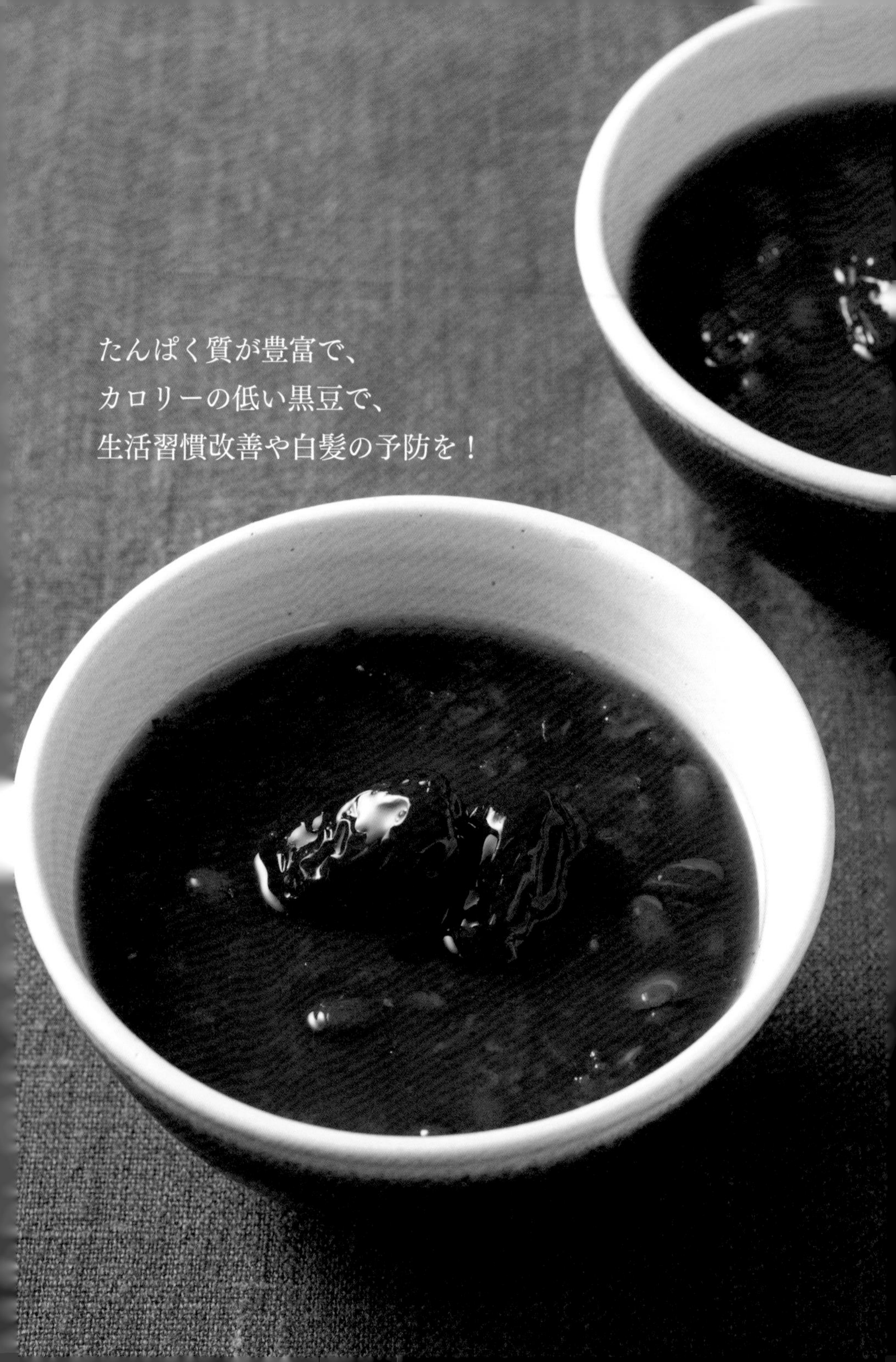

たんぱく質が豊富で、
カロリーの低い黒豆で、
生活習慣改善や白髪の予防を！

もち米と黒豆のおかゆ

材料［2人分］
もち米 ＝ 25g
黒豆 ＝ 50g
なつめ ＝ 4〜10個
塩 ＝ 小さじ¼
水 ＝ 1700㎖

作り方

① 黒豆はよく洗い、水1700㎖を入れて一晩浸水させる。
もち米は洗って、ざるに上げる。

② 鍋に①の黒豆と水を入れて中火にかける。沸騰したら火を止め、蓋をして3時間蒸らす。

③ ②の鍋を再び中火にかけ、沸騰したらへらで鍋底をこそげるように混ぜ、吹きこぼれないように蓋をずらして、弱火で1時間煮る。時々かき混ぜる。

④ もち米となつめを加え、沸騰したらへらで鍋底をこそげるように混ぜ、吹きこぼれないように蓋を少しずらして、弱火で1時間30分煮る。時々かき混ぜる。
塩を加えて味をととのえる。

□ この組み合わせのおかゆは…

腎を補い、気の巡りをよくします。腎陰虚によるめまい、白髪、抜け毛、ツヤの失われた青白い顔色にもおすすめです。また、コレステロール値を下げたり、アンチエイジングにもよいとされているおかゆです。

※体内に湿気の多い人は小豆やはとむぎを追加するといいでしょう。

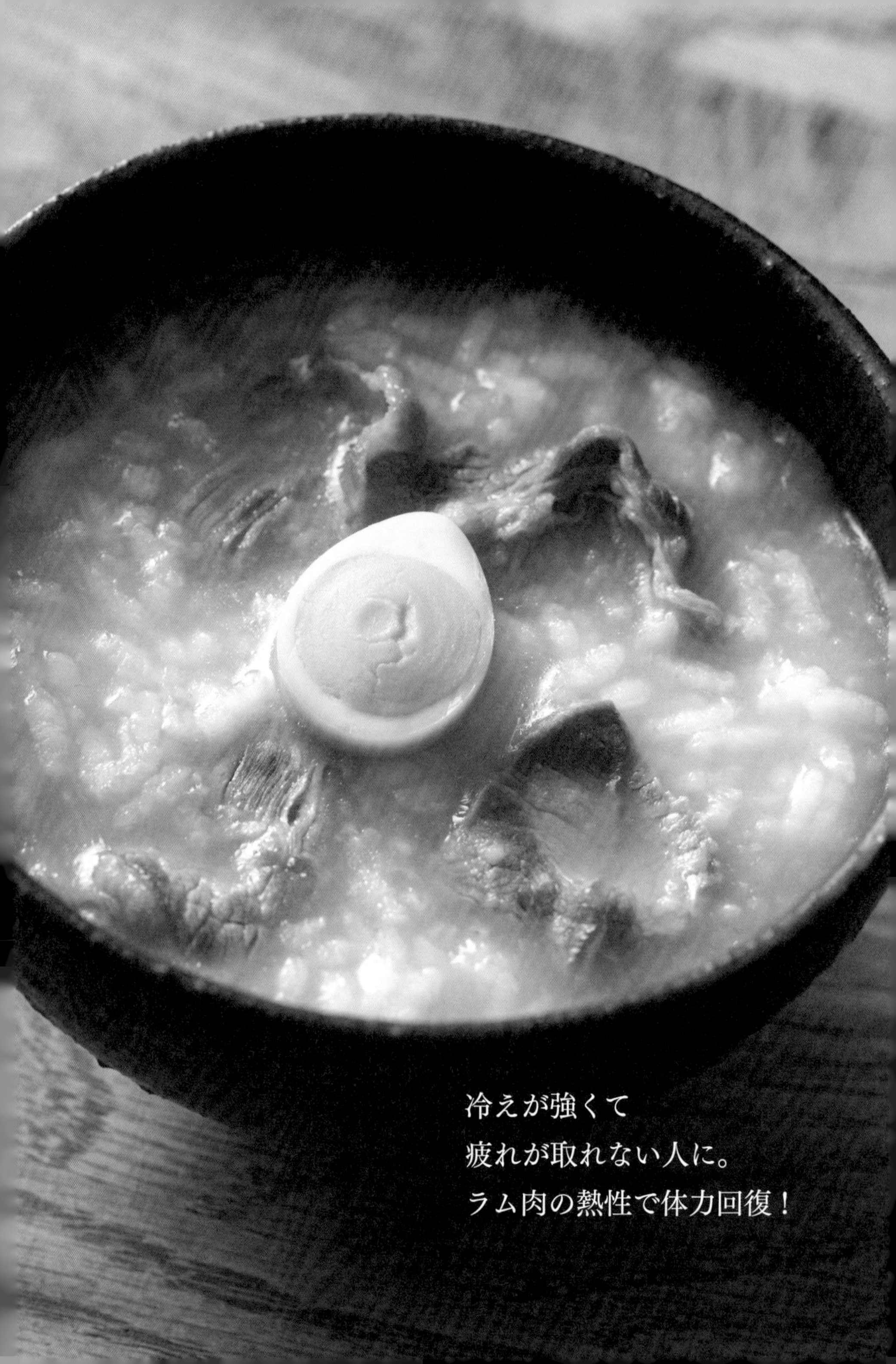

冷えが強くて
疲れが取れない人に。
ラム肉の熱性で体力回復！

ラム肉とうずらの卵のおかゆ

材料［2人分］
米 ＝ 75g
ラム肉 ＝ 50g
うずらの卵（水煮） ＝ 1個
塩 ＝ 小さじ¼
水 ＝ 600mℓ

作り方

① 米は洗い、たっぷりの水（分量外）を入れて一晩浸水させ、ざるに上げる。
ラム肉は一口大に切る。
うずらの卵は半分に切る。

② 鍋に米、水600mℓを入れて中火にかける。沸騰したらへらで鍋底をこそげるように混ぜ、吹きこぼれないように蓋をずらして、弱火で20分煮る。時々かき混ぜる。

③ ラム肉を加えて10分煮て、塩を加えて味をととのえる。器に盛り、うずらの卵をのせる。

□ この組み合わせのおかゆは…

寒くて血行が悪いと感じたときに。瞬時にポカポカしてくるので、血《けつ》の量が不足した状態の血虚《けっきょ》による月経不順、生理痛に。寒がりや疲れやすい人、やせ型の人にも。ラム肉にはからだを温める作用があります。

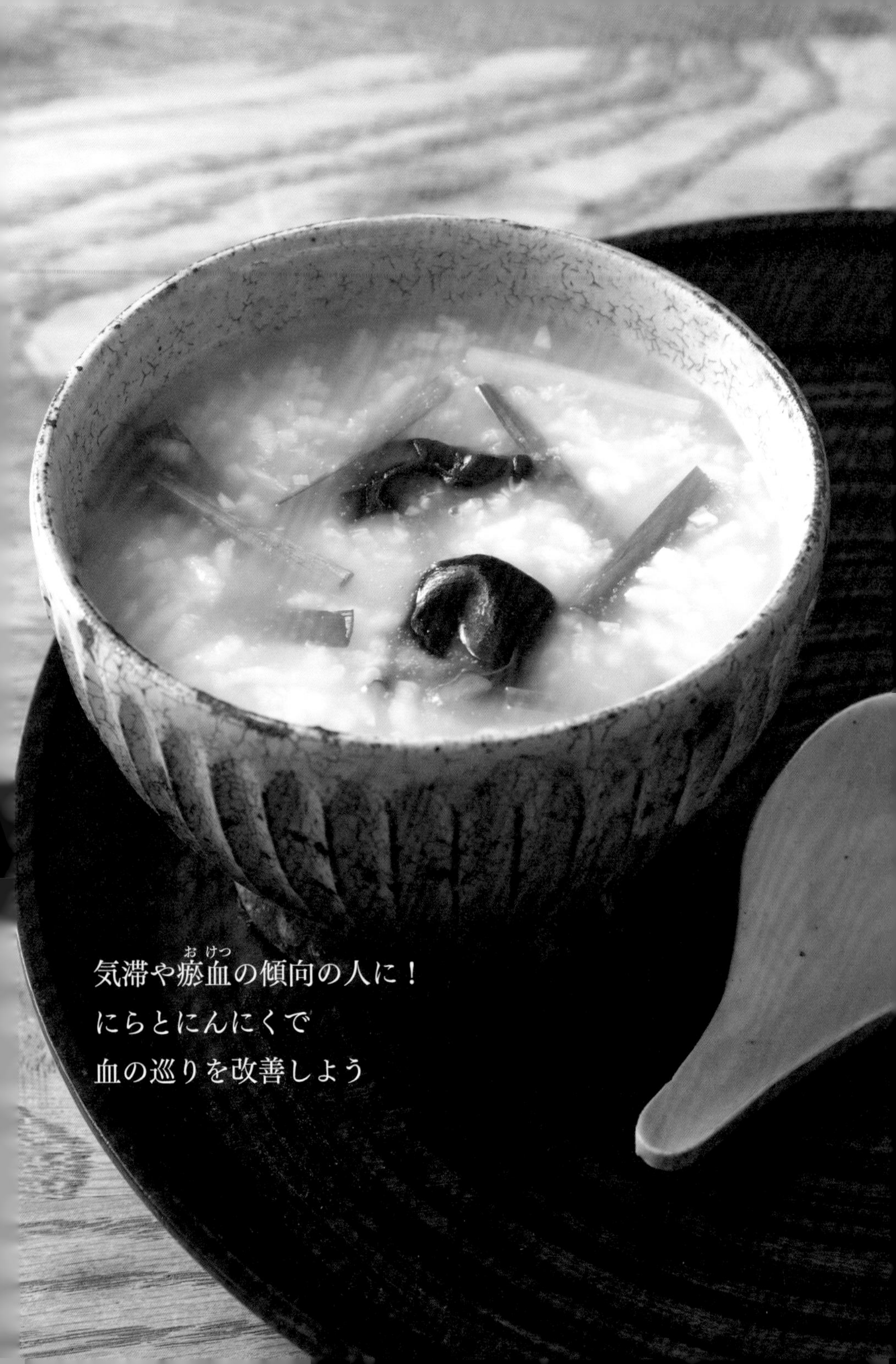

気滞や瘀血《おけつ》の傾向の人に！
にらとにんにくで
血の巡りを改善しよう

にらと紫にんにくのおかゆ

材料［2人分］
米 ＝ 75g
にら ＝ 20g
紫にんにく ＝ 20g
黒きくらげ ＝ 10g
塩 ＝ 小さじ¼
水 ＝ 600mℓ

作り方

① 米は洗い、たっぷりの水（分量外）を入れて一晩浸水させ、ざるに上げる。
紫にんにくはみじん切りにする。
にらは3㎝長さに切る。黒きくらげは一口大に切る。

② 鍋に米、紫にんにく、水600mℓを入れて中火にかける。沸騰したらへらで鍋底をこそげるように混ぜ、吹きこぼれないように蓋をずらして、弱火で30分煮る。時々かき混ぜる。

③ にら、黒きくらげを加えて3〜5分煮て、塩を加えて味をととのえる。

□ この組み合わせのおかゆは…

血液を浄化し、弱った腎を活性化させ、冷えによる下痢などを止める作用のあるおかゆ。

※体内に熱が停滞している人や暑い夏は控えましょう。

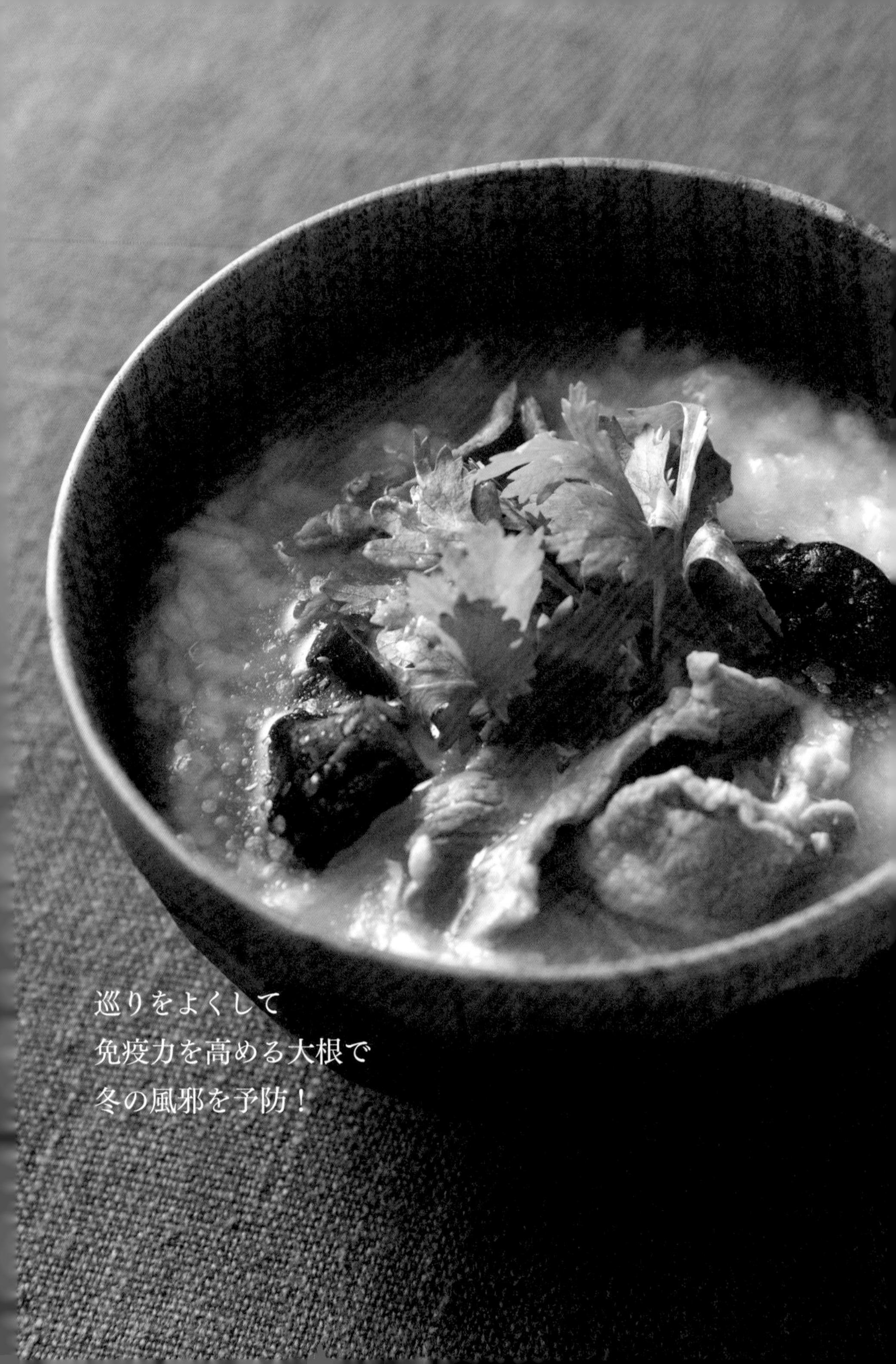

巡りをよくして
免疫力を高める大根で
冬の風邪を予防！

ラム肉と黒きくらげのおかゆ

材料［2人分］
米 ── 75g
ラム肉 ── 125g
大根 ── 125g
香菜（シャンツァイ）── 適量
黒きくらげ ── 10g
塩 ── 小さじ1/4
水 ── 600mℓ

作り方

① 米は洗い、たっぷりの水（分量外）を入れて一晩浸水させ、ざるに上げる。
大根は大きめの乱切りにする。ラム肉は一口大に切る。
黒きくらげは一口大に切る。香菜は2cm長さに切る。

② 鍋に大根、水600mℓを入れて中火にかける。沸騰したらラム肉を加えて茹で、一度取り出す。大根は取り除く。

③ ②に米を入れ、沸騰したらへらで鍋底をこそげるように混ぜ、吹きこぼれないように蓋をずらして、弱火で25分煮る。時々かき混ぜる。

④ 黒きくらげを加えて5分煮て、塩を加えて味をととのえる。器に盛り、取り出しておいたラム肉をのせ、香菜を飾る。

□ この組み合わせのおかゆは…

からだを温めるので、貧血、冷えが取れないときや寒がりの人におすすめのおかゆ。また、火を通した大根は消化を促進する作用もあるといわれているので、消化不良の人にも！

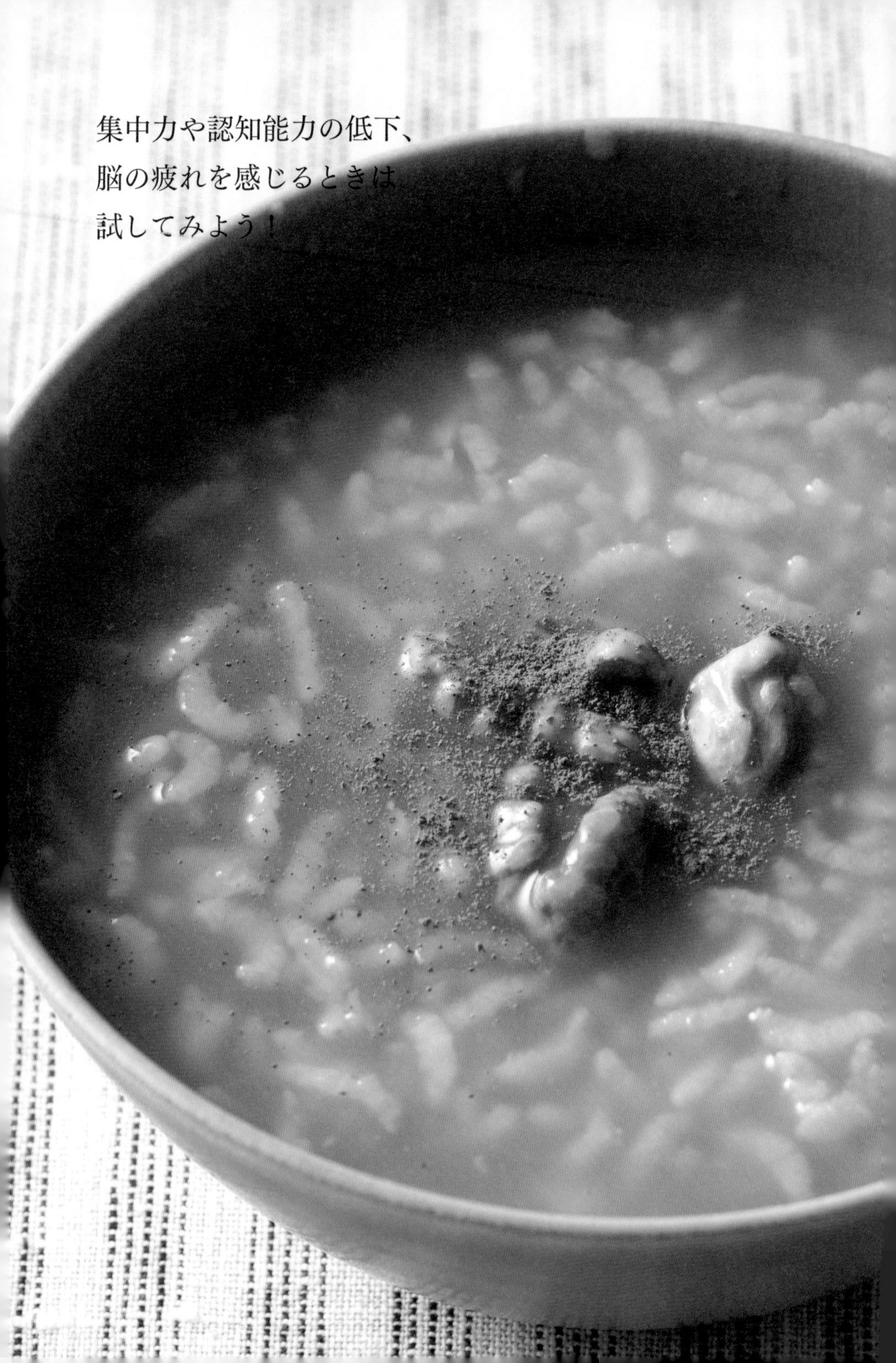

集中力や認知能力の低下、
脳の疲れを感じるときは
試してみよう！

くるみとシナモンのおかゆ

材料［2人分］
米 ＝ 75g
くるみ ＝ 10g
シナモンパウダー ＝ 少々
黒糖 ＝ 小さじ¼
水 ＝ 600mℓ

作り方

① 米は洗い、たっぷりの水(分量外)を入れて一晩浸水させ、ざるに上げる。
くるみは軽くいって刻む。

② 鍋に米とくるみ、水600mℓを入れて中火にかける。沸騰したらへらで鍋底をこそげるように混ぜ、吹きこぼれないように蓋をずらして、弱火で30分煮る。時々かき混ぜる。

③ 黒糖を加えて味をととのえる。器に盛り、シナモンパウダーをふる。

□ この組み合わせのおかゆは…

腎精を増やすとされ、老化の症状を緩和させるくるみが入ったおかゆ。肺をうるおし、咳を止め、便通をよくするほか、冷えからくる腹痛や関節痛、月経痛などを和らげ、胃腸の働きをよくします。

※体内に痰熱(痰による胸苦しさ、胃のつかえ感など)がある人は控えましょう。

よくある疑問に答えます

臓活おかゆＱ＆Ａ

臓活かゆを食べるにあたって
「一体、何歳から食べられるの？」
「甘い食べ物が苦手です」……
など疑問が湧いてくるかもしれません。
そこで尹先生に、素朴な疑問に
答えてもらいました。

Q1
子どもや高齢者も臓活おかゆは食べられますか？

子どもや高齢者も基本はＯＫですが、特に18～60歳の方におすすめしたいです。

ただし、1食目の後、便をよく見ましょう。便がゆるい場合は、食べる回数を減らしたり、おかゆ自体の効能が強い場合もあるので、薄くするなど調整を！

まず、子どもですが、今回の臓活おかゆは離乳食には向いていません。生後6か月にもなると離乳食を与えることも多いと思いますが、臓活おかゆの水分(汁)を飲ませるなどのひと工夫が重要です。

また、高齢者も注意が必要です。おかゆは消化にもよいので、60歳以上の方でも食べていただけますが、水分などを多めにしましょう。

Q2

パイナップル入り酢豚など甘い食べ物が苦手です。臓活おかゆのレシピを見ると、甘いおかゆが載っていましたが、甘くなくてはいけないでしょうか？

砂糖＝甘いものが苦手でどうしても食べられないようならば、**塩を使っても大丈夫です。**ただし塩の量は少なめに！　特に心臓病・高血圧などの持病のある人は注意してください。

一度は砂糖を入れて食べてみてください。撮影スタッフにも試食してもらいましたが、「甘い食べ物が苦手でも、これならおいしい！」と言っていました。

Q3

おかゆは朝、食べるのがいちばんいいですか？

朝は吸収もよく、からだも温まるので、中国では朝に食べるのが一般的です。基本は一日1食。やはり、朝がベストですが、**お昼や夜、または間食としてに食べても構いません。**3食ともおかゆにする場合は、2週間以内としましょう。

「胃の調子がよくない」「最近、食べすぎている」「前日に飲みすぎた」……など養生したいということであれば、いつ食べても結構です。

ただし、まずはおかゆを食べて養生したあと、たんぱく質を摂ることを忘れないでください。

Q4

炊飯器を使って、作ってもいいですか？

炊飯器はスイッチひとつでできるので簡単ですね。少し体調が悪いときや疲れているとき、小さい子どもがいるときなどは便利かもしれません。ただ、鍋で作ると、何よりおいしさが増します。ガスの火が鍋底全体を包んで、短時間で沸騰させることで旨み成分をお米に閉じ込めることができます。

また、米一粒一粒にムラなく均等にしっかり熱が伝わるので、おかゆがなめらか。鍋で作ってほしい理由はやはり味が違うから。意外に鍋で慣れると、予想外に簡単なので、是非お試しください。

Q5

臓活おかゆと普通のおかゆの違いって何ですか？

普通のおかゆは、地域によって作り方が異なりますが、日本でもっともポピュラーなおかゆの特徴は、おいしくするためにサラダ油やごま油を米に絡めてから炊き上げ、沸騰した状態から炊き始めます。そして、熱々の鶏ガラスープに米を入れ、肉や魚介類を加えて炊き、消化と味を重視するのが基本です。

一方、臓活おかゆは、季節や体質に合わせて食材を選んでからだの機能を高めるものです。一般のおかゆに比べると手間と時間を要しますが、米に肉や野菜のエキスが加わり、生薬としての機能を持つため五臓にも効果があるとされています。味ではなく、からだのことを優先しています。また、臓活おかゆは今まで習慣的に行ってしまっていた健康や美しさのためによくない習慣を、正しい習慣に変えるためのサポート的な存在と心得ましょう。

Q6

1回で食べきれません。作り置きしてもいいのでしょうか？

基本は毎日、作ることがベストです。なぜならば、薬膳として捉えるならば、作り置きをしてレンジで温めると、多少なりとも味も質も落ちてしまうからです。基本、作り置きはしないことを前提にしてください。

Q7

白米（うるち米）を玄米に替えてもいいですか？

白米より、お好きな方は玄米にしてもらっても構いません。「果皮」と「種皮」で覆われている玄米には炊き上がりが堅くなる場合が多々あります。

私のサロンに来る方でも、堅い玄米を食べていると、からだが疲れやすくなったり、消化不良でおなかの調子が悪くなってしまう方が多く見られます。胃を養生させるという面では、私としては白米をおすすめしますが、日頃から玄米中心という方や胃腸が健康な方は替えていただいても構いません。

ただし、消化の悪さが気になる場合は、白米をおすすめします。

BHYアカデミー

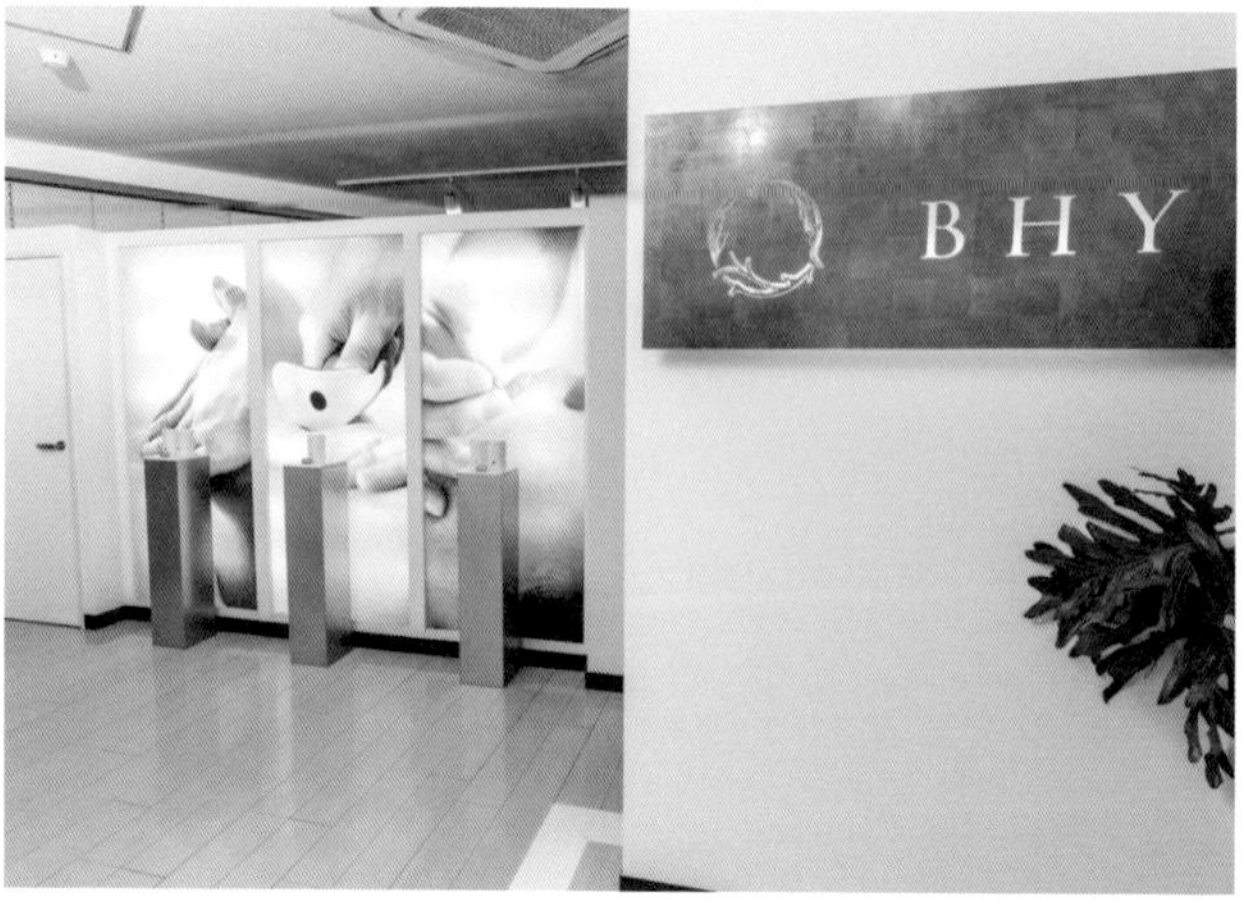

BHY表参道店

東京都港区南青山3-18-20
南青山松本ビル７階
https://www.bhy.co.jp
☎03-6447-0585(電話受付13:00～20:00)
(営)13:00～21:00
無休(年末年始を除く)
東京メトロ銀座線・半蔵門線・千代田線
「表参道駅」A4出口より徒歩1分

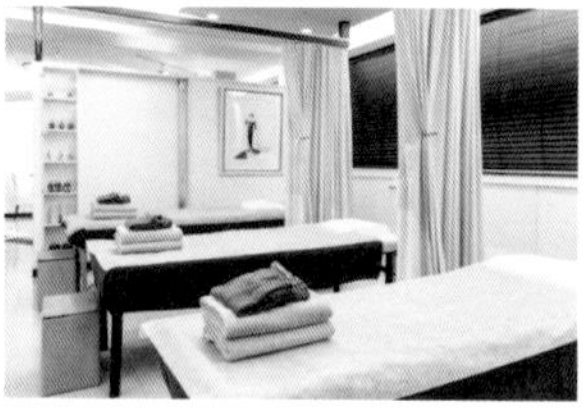

サロンでは様々な臓活を整える施術が受けられます。

BHY渋谷店

東京都渋谷区富ヶ谷1-51-2 DUO PARK BUILDING Tside 5階
☎03-3485-3661(電話受付13:00～20:00)
(営)13:00～21:00　無休(年末年始を除く)
小田急線「代々木八幡駅」より徒歩30秒、
東京メトロ千代田線「代々木公園駅」1番出口より徒歩30秒

BHY銀座店

東京都中央区銀座5-8-3 四谷学院ビル7・8階
☎03-3573-3066(電話受付13:00～20:00)
(営)13:00～21:00　日曜・年末年始休
東京メトロ銀座線・丸の内線・日比谷線「銀座駅」A5出口より徒歩30秒

尹 生花（いん せいか）

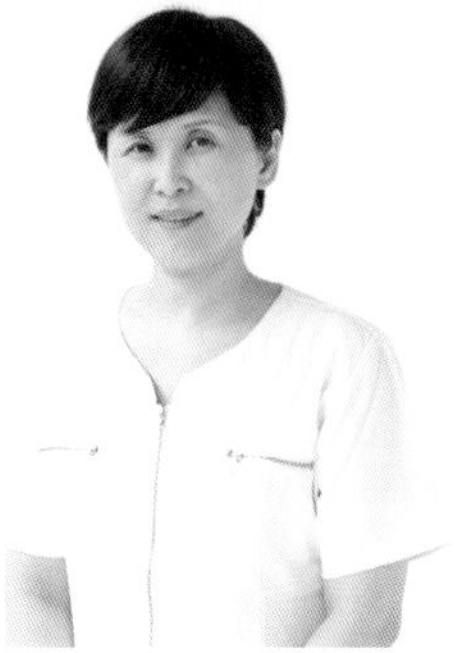

- 北京中医薬大学博士課程（医学博士）修了。
- 早稲田大学ビジネススクール（MBA）卒業。
- 厚生労働省認可・はり師・きゅう師資格取得。
- 「HMB（日本ホリスティックメディカルビューティ協会）理事長。
- 「世界中医学学会連合会体質研究専門委員会」副会長。
- 美容健康サロン「BHY」（渋谷、銀座、表参道の3店舗）代表取締役。

ホリスティックビューティの先駆者として、「体の内側と肌の相関関係」を数字で解明。美容ジャーナリスト、女優、モデルなど多くの著名人のかかりつけサロンとして知られている。「臓活」は自ら編み出した独自メソッド。現在は、BHYアカデミーにて、臓活指導士・臓活インストラクターの育成に力を入れている。
著書に『みんなの臓活』『みんなの臓活トレーニング』（ともにワニブックス刊）など。

［あなたの体質を判定します！］

自己判断ではわかりにくい場合、BHYのホームページ上にある「9つ体質診断」へ。
気になる方は、右のQRコードから診断チェック。

また、BHYでは中医学や臓活についてもっと知識を得たい方に向けた講座を開催中です。詳しくはホームページをチェック！

https://bhy-academy.com

おわりに

この本は、お悩み改善を求めている方、努力が報われていない方、何から始めれば良いかわからない方に向けて、食を通じて手軽に実践できる「臓活おかゆ」を知っていただくためのものです。

意識しなければ、からだは年齢と共に衰えていき、不調が増えていきます。五臓の機能を活性化することにより、健やかなからだや精神を維持することができますが、そのためには、日々の生活や習慣が非常に重要です。なかでも「食事」は大きなウエイトを占めています。

食事は毎日欠かさず摂るものです。「臓活おかゆ」は具材を揃えてお米と一緒にじっくりと煮込むだけ。普段の食事のちょっとしたアレンジで、健やかで明るい毎日を迎え、美・健康・若さを同時に手に入れることも不可能ではありません。

本書を制作した２０２２年はＢＨＹ臓活工場の建設をはじめ、臓トレや臓活指導士の育成など、コロナ禍でも臓活に関する様々なことに力を注いできました。限られた時間の中で執筆を進めていたので、未熟な点も多いにあるかと思います。至らぬ点を補いたく、この本を読んでくださった方向けにＢＨＹのホームページ(https://www.bhy.co.jp)からのお問い合わせにもお答えしようと思いますので、是非、忌憚ないご意見、ご質問などをいただけますと幸いです。

最後にこの本が出版にたどり着けたのも、一重に世界文化社様のお力添えをはじめ、制作スタッフの方々、そしてＢＨＹのスタッフのおかげです。この場をお借りして、この本に携わっていただいた皆様に心より感謝を申し上げます。

本書の内容を多くの人がご活用くださり、「臓活おかゆ」の魅力を体感していただければ、とてもうれしく思います。一人でも多くの方が、美しく健康で若々しくなることを心より願っております。

尹 生花

著者 ＝ 尹 生花

staff
編集協力 ＝ 橋本優香
調理 ＝ 河村祐茉
撮影 ＝ 武蔵俊介(世界文化ホールディングス)
スタイリング ＝ 宇藤えみ
デザイン ＝ 塙 美奈[ME&MIRACO]
イラスト ＝ 野瀬奈緒美
協力 ＝ UTUWA、綱渕礼子、吉野 愛
営業 ＝ 丸山哲治
広報 ＝ 大見謝麻衣子
進行管理 ＝ 中谷正史
校閲 ＝ 遠峰理恵子
編集 ＝ 宮本珠希

からだとこころが整う
まいにち臓活おかゆ

発行日　2023年2月5日　初版第1刷発行
発行日　2023年8月20日　第2刷発行
著者　尹 生花
発行者　波多和久
発行　株式会社Begin
発行・発売　株式会社世界文化社
〒102-8190　東京都千代田区九段北4-2-29
TEL:03-3262-4136(編集部)
TEL:03-3262-5115(販売部)
DTP　株式会社イオック
印刷・製本　大日本印刷株式会社

ISBN 978-4-418-23300-7